国家出版基金项目
NATIONAL PUBLICATION FOUNDATION

医学专家聊健康热点（复旦大健康科普）丛书

总策划　复旦大学医学科普研究所

总主编　樊　嘉　院士　董　健　所长

疼痛治疗专家

聊健康热点

U0195790

仓　静　郑拥军
（主　编）

上海科学技术文献出版社
Shanghai Scientific and Technological Literature Press

图书在版编目（CIP）数据

疼痛治疗专家聊健康热点 / 仓静，郑拥军主编 . —上海：上海科学技术文献出版社，2024

（医学专家聊健康热点 . 复旦大健康科普丛书 / 樊嘉，董健主编）

ISBN 978-7-5439-9063-0

Ⅰ . ① 疼 …　Ⅱ . ① 仓 … ② 郑 …　Ⅲ . ① 疼 痛 — 治 疗　Ⅳ . ① R441.1

中国国家版本馆 CIP 数据核字（2024）第 075630 号

书稿统筹：张　树
责任编辑：苏密娅
封面设计：留白文化

疼痛治疗专家聊健康热点

TENGTONG ZHILIAO ZHUANJIA LIAO JIANKANG REDIAN

仓　静　郑拥军　主编

出版发行：上海科学技术文献出版社
地　　址：上海市淮海中路 1329 号 4 楼
邮政编码：200031
经　　销：全国新华书店
印　　刷：商务印书馆上海印刷有限公司
开　　本：720mm×1000mm　1/16
印　　张：15
字　　数：187 000
版　　次：2024 年 7 月第 1 版　2024 年 7 月第 1 次印刷
书　　号：ISBN 978-7-5439-9063-0
定　　价：68.00 元

http://www.sstlp.com

丛书编委员

总主编：樊　嘉（中国科学院院士、复旦大学附属中山医院
　　　　　院长）

　　　　董　健（复旦大学医学科普研究所所长、复旦大学附
　　　　　属中山医院骨科主任）

编委会委员（按照姓氏笔画排序）：

丁　红　丁小强　马晓生　王　艺　王小钦　王达辉　王春生
亓发芝　毛　颖　仓　静　任芸芸　华克勤　刘天舒　刘景芳
江孙芳　孙建琴　孙益红　李　娟　李小英　李益明　杨　震
吴　炅　吴　毅　余优成　汪　昕　沈锡中　宋元林　张　颖
陈　华　陈海泉　林　红　季建林　周　俭　周平红　周行涛
郑拥军　项蕾红　施国伟　姜　红　洪　维　顾建英　钱菊英
徐　虹　徐辉雄　高　键　郭剑明　阎作勤　梁晓华　程蕾蕾
虞　莹　臧荣余　漆祎鸣　谭黎杰

本书编委会

主　编：仓　静　郑拥军

副主编：方　芳

编　者（按照姓氏笔画排序）：

马彦韬　王　华　王晓雷　王　博　石国霞　卢佳士　吕越昌

关　昱　孙俊龙　严　欢　李玉凤　沈赟君　陆大远　施芸岑

贾佩玉　符奕青　葛　峰　蒋　龙　蒋　明　韩　奇　解温品

总序

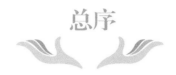

　　上海医学院创建于 1927 年，是中国人创办的第一所"国立"大学医学院，颜福庆出任首任院长。颜福庆院长是著名的公共卫生专家，还是中华医学会的创始人之一，他在《中华医学会宣言书》中指出，医学会的宗旨之一，就是"普及医学卫生"。上海医学院为中国医务界培养了一大批栋梁之材，1952 年更名为上海第一医学院。1956 年，国家评定了首批，也是唯一一批一级教授，上海第一医学院入选了 16 人，仅次于北京大学，在全国医学院校中也是绝无仅有。1985 年医学院更名为上海医科大学。2000 年，复旦大学与上海医科大学合并组建成复旦大学上海医学院。历史的变迁，没有阻断"上医"人"普及医学卫生"的理念和精神，各家附属医院身体力行，努力打造健康科普文化，形成了很多各具特色的科普品牌。

　　随着社会的发展，生活方式的改变，传统的医疗模式也逐渐向"防、治、养"模式转变。2016 年，习近平主席在全国卫生与健康大会上强调"要倡导健康文明的生活方式，树立大卫生、大健康的观念，把以治病为中心转变为以人民健康为中心"。自此，大健康的概念在中国普及。所谓"大健康"，就是围绕人的衣食住行、生老病死，对生命实施全程、全面、全要素地呵护，是既追求个体生理、身体健康，也追求心理、精神等各方面健康的过程。"大健康"比

"健康"的范畴更加广泛，更加强调全局性和全周期性，需要大众与医学工作者一起参与到自身的健康管理中来。党的二十大报告提出"加强国家科普能力建设"，推进"健康中国"建设，"把人民健康放在优先发展的战略地位"，而"健康中国"建设离不开全民健康素养的提升。《人民日报》发文指出，医生应把健康教育与治病救人摆在同样重要的位置。健康科普的必要性不言而喻，新时期的医生应该是"一岗双责"，一边做医疗业务，同时也要做健康教育，将正确的防病治病理念和健康教育传播给社会公众。

为此，2018 年 12 月 26 日，国内首个医学科普研究所——复旦大学医学科普研究所在复旦大学附属中山医院成立。该研究所由国家科技进步二等奖获得者董健教授任所长，联合复旦大学各附属医院、基础医学院、公共卫生学院、新闻学院等搭建了我国医学科普的专业研究平台，整合医学、传媒等各界智慧与资源，进行医学科普创作、学术研究，并进行医学科普学术咨询和提交政策建议、制定相关行业规范，及时发布权威医学信息，打假网络医学健康"毒鸡汤"，改变网络上的医疗和健康信息鱼龙混杂让老百姓无所适从的状况，切实满足人民群众对医学健康知识的需求，这无疑是对"上医精神"的良好传承。

为了贯彻执行"大健康"理念和建设"健康中国"，由复旦大学医学科普研究所牵头发起，组织复旦大学上海医学院各大附属医院的专家按身体系统和"大专科"的分类编写了这套"医学专家聊健康热点（复旦大健康科普）丛书"，打破了以往按某一专科为核心的科普书籍编写模式。比如，将神经、心脏、胃肠消化、呼吸系统的科普内容整合，不再细分内外科，还增加了肿瘤防治、皮肤美容等时下大众关注的热门健康知识。本丛书共有 18 本分册，基本涵盖了衣食住行、生老病死等全生命周期健康科普知识，也关注心理和精神等方面的健康。每个分册的主编均为复旦大学各附属医院著名教授，都是各专业的领军人物，从而保证了内容的权威性和科学性。

　　丛书中每个小标题即是一个大众关心的医学话题或者小知识，这些内容精选于近年来在复旦大学医学科普研究所、各附属医院自媒体平台上发表的推文，标题和内容都经过反复斟酌讨论，力求简单易懂，兼具科学性和趣味性，希望能向大众传达全面、准确的健康科普知识，提高大众科学素养和健康水平，助力"健康中国"行动。

樊嘉

中国科学院院士

复旦大学附属中山医院院长

董健

复旦大学医学科普研究所所长

复旦大学附属中山医院骨科主任

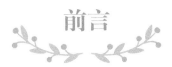

前言

　　中华民族是极具忍耐力的民族。《三国志》中记录的"臂血流离，盈于盘器，而羽割炙引酒，言笑自若"更是被传为佳话。故而许多人一贯持有"痛不是病，忍一忍就过去了"的观念。

　　然而慢性疼痛不仅是一种痛苦的感觉体验，疼痛还是继血压、呼吸、脉搏、体温之后的"第五大生命体征"。控制不良的疼痛可以严重影响患者的躯体和社会功能，"消除疼痛是患者的基本权利"。因此，呼吁患者重视疼痛并积极治疗，对于恢复其社会功能，减轻医疗和社会负担均具有极其重要的意义。在此背景和愿景下，在复旦大学附属中山医院樊嘉院士、复旦大学科普研究所董健所长的号召下，我们编写了本书。希望通过本书的出版，能够唤起全社会对疼痛这个疾病的重视，能够正确地认识它、治疗它。

　　为方便广大读者阅览，本书从疼痛的概念、疼痛的认识误区开始讲述，全程使用通俗易懂的非医学专业语言，按照急性疼痛、慢性疼痛这种最通俗易懂的方式进行分类，涵盖了常见的术后疼痛、带状疱疹相关疼痛、癌性疼痛、心因性疼痛等内容。在慢性疼痛部分，为了方便读者查阅，采用了不同部位作为检索关键词，以常见疾病为主，帮助读者认识疼痛并积极寻求治疗方案。此外，本书增加了"舒缓医疗"的内容，扩大了疼痛内容的外延。舒缓医疗是一种跨学科的治疗模式，重在改善患者及其照料者的生存质量，其目标包括：减轻患者的疼痛和其他痛苦症状；整合躯体、心理和精神方面的治疗。早期全程的舒缓医疗有望改变我们看待疾病的方式，开创疾病诊疗的新模式。

本书的每个章节既互相独立，又密切联系。读者阅读本书时，既可采用系统性方式，也可根据自身需求和兴趣，有针对性地选择章节。每个章节的内容既涵盖了疾病的病因、症状，又介绍了常见的治疗方法和最新的诊疗手段，对于居家康复内容还配有图片以增加本书的可读性和普及性。

相信本书不仅有助于提高读者对于疼痛这种症状的认知，认识到疼痛作为一种慢性疾病需要长期管理，也有助于提高全民的健康素养，为"健康中国行动"助力。

仓静

复旦大学附属中山医院副院长

疾病舒缓治疗中心主任，疼痛科主任

2024 年 5 月

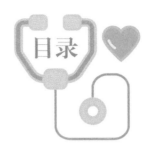

颈肩部及上肢痛热点问题

下肢痛热点问题

全身性疼痛热点问题

其他疼痛热点问题

结语

No. 1656805

处方笺

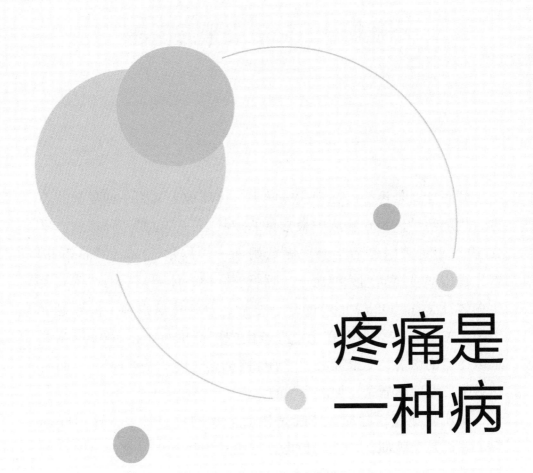

疼痛是一种病

医师：_____

疼痛的概述

疼痛居然是第五大生命体征

到底什么是疼痛？在现代医学中，疼痛被定义为一种复杂的心理、生理活动，是在临床中最常见的症状之一，也是一种疾病。早在 1995 年，美国疼痛学会主席詹姆斯·坎贝尔（James Campbell）首先提出：将疼痛列为继血压、呼吸、脉搏、体温之后的"第五大生命体征（The Fifth Vital Sign）"。之后，这一提法得到了世界卫生组织（WHO）的认可并在全世界范围内广泛推行。在 2001 年亚太地区疼痛论坛中，专家提出了"消除疼痛是患者的基本权利"，而后达成了"慢性疼痛是一种疾病"的共识。

血压、呼吸、脉搏、体温是生命活动的重要征象，这很好理解。它们是反映肌体功能的指标，不论其中哪一项异常都会引发严重或致命的疾病，同时疾病也可导致这四大体征的变化。具体来说，这四大体征都可以被相关仪器所测量，得到的测量值是客观的，有正常值范围的。超出了正常值范围，就提示肌体很可能是处于疾病状态，需要得到更多关注。

疼痛的特点与以上四项生命体征不同。疼痛只能通过个体的主观感觉进行判断，尚无准确的机器可以对疼痛进行客观、准确的衡量判断。在临床上，可以把疼痛强度分级，如分为无痛、轻度痛、中度痛、重度痛四级；或者用数字评分，0代表无痛，1~10代表强度递增的疼痛。这样可以把原本只能患者本人感知的疼痛，转变为可以被医生和护士评估和"测量"的疼痛数字，有了数值也就像其他四项生命体征一样有了正常值、危急值范围，这对于判断病情、选择治疗方案和评价治疗效果等都具有重要意义。

以往不重视疼痛，患者出现痛，医生或家属就让"忍着"。而现在，疼痛是第五大生命体征了，如果患者主诉出现了中度疼痛，医生就需要特别关注了；如果患者诉重度疼痛，需要视为危急状态，医生应立即进行处理，改善患者的疼痛症状。把疼痛列为第五大生命体征，是一件具有里程碑意义的事情，亦是提醒大家，重视疼痛，就像每天关心自己的血压、呼吸、脉搏、体温一样重要。

（关昱）

我为什么会感觉到疼痛?

人人都经历过疼痛的感觉,我们很容易将打针、摔倒、烫伤等等情形与疼痛关联在一起,因为这些会让人感到疼痛。从小到大,疼痛或许都给我们带来过"心理阴影",疼痛的确是一种伤害性警告。世界疼痛学研究会(IASP)定义疼痛是一种真实或潜在的组织损伤引起的一种不愉快感受或情感体验。解读这个定义,包含两个意思:一是疼痛的发生和组织损伤有关系;二是疼痛既有客观的损伤病理基础,也有主观心理的情绪体验,在某种情况下,两者可以相互诱发和加重。

当我们的手指被火烫了一下,我们马上就能感觉到疼痛并反射性地收回我们的手指,这个过程的发生非常的迅速,但其实这种痛觉的产生过程经历了漫长的旅程。我们的身体中存在一类特殊的神经细胞,被称为"伤害感受器",它是痛觉的发源地。伤害感受器有许多的"触角",也就是神经末梢,当我们受到伤害时,这些伤害会刺激"触角"释放一定信号,传递给伤害感受器,再通过像电线一样遍布身体内的神经纤维传到脊髓和大脑(这两者被称为中枢神经系统)的特定区域中,在中枢神经系统里经过复杂的信号转换和调制,人最终就感受到了疼痛。与此同时,我们还可以感受到许多不同的痛，如针刺、撞击、化学腐蚀、过冷或过热的刺激都会激活不同种类的伤害感受器，带来不同的疼痛感。因此，我们能够轻易地区分是被针刺伤还是被开水烫到。疼痛是一种正常的反应，意欲引起我们的注意，以便采取行动。如在上述伤害刺激下，疼痛使我们把手从针尖移开或远离热水，因此疼痛的目的是保护我们的安全。

在日常生活中，我们多多少少都经历过疼痛的感觉，那么我们应该如何应对和解决呢？首先，我们需要辨明自己疼痛的位置、程度和性质（如刺痛、钝痛、放电样疼痛等）。下一步，我们可以根据疼痛的部位选择具体的科室进行就诊，找出疼痛的原因。最后，遵循医嘱，根据病因进行治疗。

疼痛的病因是多种多样的，但是其发生发展是具有一定规律的，因此在临床上，医生可以根据这些规律制订不同的解决方案。

（1）如细菌、病毒侵入非神经组织或急慢性劳损等引发炎症反应，进而刺激神经末梢或神经束而产生疼痛是临床上最常见的类型。如扁桃体炎导致咽喉痛、关节劳损导致关节疼痛等。一般情况下，在组织炎症得到控制并消退以后，疼痛就会随之减轻、消失。

（2）如感觉神经受到了侵犯，也会在神经细胞内部和周围产生炎症，这种疼痛就是我们俗称的神经痛，学名叫"神经病理性疼痛"，如带状疱疹侵入神经导致的神经痛、三叉神经受到血管压迫产生的三叉神经痛等。这种疼痛常常会转为慢性疼痛，经久不愈，是目前疼痛医学领域攻关的难点。

（3）与心理疾病相关的疼痛，或者躯体疾病与心理疾病并存。

疼痛是一种信号，提醒我们去关注自己的身体情况，然后寻找疼痛的原因，并对因、对症进行正确的检查和治疗，排除危及生命的因素。

（关昱）

世界上有没有感觉不到疼痛的人？

当我们因为肚子痛而在床上翻来覆去无法平息疼痛的时候，我们会想，如果人真的感觉不到疼痛了，那也就不会经历伤痛、病痛等不舒服的体验，这是不是一件非常幸福的事呢？

疼痛虽然给人们带来了烦恼，但是如果没有它，生活也许会变得一团糟，甚至面临丧失生命的危险。世界上确有一小部分人群，天生没有痛感，因为他们患上了一种病：先天性无痛症。这是由于SCN9A基因变异引起的一种遗传性感觉自律神经障碍。在美国明尼苏达州，戈比·金拉斯是一个患有无痛症的女孩。不管是打针还是摔跤，她都不哭不闹。在长牙时期，由于没有痛觉，她经常把手指咬到血肉模糊。被禁止咬手指后，她会用牙齿继续嚼舌头，导致舌头水肿无法饮水。她用力揉眼睛，导致眼角膜受损，医生需将其眼睑全部缝合，但她却扯开了线，失去了左眼，她甚至站在滚烫的蒸汽中，导致二级烫伤。对于无痛症患者来说，感受不到疼痛并非一件幸福的事情，患者的寿命往往很短，因为感受不到疼痛，一个常见的阑尾炎直到穿孔也不会被发现。

疼痛其实是人受到伤害性刺激后产生的一种警示信号，能够帮助人们"趋利避害"。例如，走在尖锐的石子上感到脚痛，是提醒人们要离开这段崎岖道路；误食不洁食物导致腹痛，是提醒人们避免再次进食这类食物；外伤骨折后剧烈疼痛，是提醒人们固定肢体、避免因移动造成更大的二次伤害……因此医学上把这种疼痛称为"生理性疼痛"，这种疼痛是正常的、有益的。在临床工作中，疼痛对患者的治疗也起到帮助作用，使医生及时掌握病情，并更有针对性地进行下一阶段的治疗。而在伤害性刺激消失、身体创伤已经愈合的情况下还继续存在的疼痛，就失去了"警示"人体的作用，反而会因为影响饮食、睡眠等日常生活，或限制肢体活动范围等，而对人体产生不利的影响，称之为"病理性疼痛"。这种病理性疼痛对人来说就是一种坏事，长期慢性疼痛可以对躯体和心理都产生严重的危害。

可见，如果没有疼痛这一重要的防御机制，"无痛"的我们失去的反而更多。失去疼痛，远远没有想象中幸福。

（关昱）

慢性疼痛其实是一种病

疼痛这一概念对大家来讲都不陌生，每个人一生中都会多多少少有过疼痛的感受，甚至某些人可能承受的是成年累月的疼痛折磨。而大家不熟悉的是，很多疼痛并不是症状的反应，而实实在在是一种疾病。早在 2000 年，世界卫生组织（WHO）就提出了"慢性疼痛是一种疾病"这一定义，在 2002 年国际疼痛研究学会（IASP）大会上得到了世界疼痛学界与会专家的广泛认同。而且，"慢性疼痛"已经作为一种疾病被列入权威的国际疾病分类（ICD）之中。

如何确定自己是不是患有慢性疼痛呢？

而所谓慢性疼痛，是指持续或反复发作时间超过 3 个月的疼痛。一般来说，不论引起疼痛的最初原因是什么，长达 3 个月的疼痛都会造成神经系统的结构重构，此时就算原发的病因已经去除，神经系统也很难完全恢复正常。因此，长期的疼痛状态造成的神经系统重构，是"慢性疼痛是一种疾病"的内部病理基础。

在慢性疼痛状态下，患者时常被刀割样、电击样、撕裂样、火烧样等极不愉快的感觉所包围，影响着每晚的睡眠、每天的工作状态，并且无心顾及其他娱乐活动。甚至，反复对家人朋友诉说自己的疼痛，却因得不到理解，把原本和睦的亲情、爱情和友情也消磨殆尽。长期下去，免疫力下降可能诱发其他疾病甚至肿瘤，情绪低落造成兴趣缺失甚至抑郁、躁狂。

大部分人对慢性疼痛带来危害的认识还不足，近 70% 的人面对疼痛选择"硬扛"，以为疼痛忍忍就过去了，殊不知不抓紧治疗，等到发生了神经重构，再想治愈就难了。我们应该把慢性疼痛当成"高血压病、糖尿病"等慢性疾病一样看待，长期的疼痛和长期的高血压、高血糖一样，对人体的伤害非常大，都需要早期、积极和规范治疗，及时终止疼痛的发生和发展。

（关昱）

疼痛需要规范治疗

随着社会的进步和经济的发展，人民群众对医疗服务的需求日益增长，医疗质量和技术水平也有了较大提高。而随着疾病谱改变，慢性疼痛患者越来越多，其症状和体征日趋复杂，给疾病诊断、治疗、疗效评价以及随访带来很大困难。因此，正确认识疼痛、规范治疗疼痛变得尤为重要。

疼痛可分为急性疼痛和慢性疼痛两类。急性疼痛有两种表现形式：①急性肌肉痉挛；②急性软组织挫伤。慢性疼痛是指持续或反复出现，以功能障碍为主要表现的疼痛，其特点是：①持续存在或反复发作；②病程迁延且多个器官受累；③病因明确、症状复杂，与心理因素相关；④与环境有关。慢性疼痛最常见的原因是疼痛性疾病，约占疼痛疾病的80%。如慢性头痛、慢性腰背痛、慢性关节痛、骨关节炎等。慢性疼痛在临床上多表现为以慢性持续疼痛为主要症状，包括原发性痛（即由各种原因引起的持久性钝痛）和继发性痛（如手术后或外伤等导致的急性或持续性疼痛），慢性疼痛不仅影响患者日常生活及工作，也是心脑血管疾病、糖尿病和肿瘤术后患者死亡的重要原因。

急性疼痛一般不会引起患者生活质量的下降，但慢性疼痛会严重影响患者的情绪、饮食、睡眠、工作能力以及社会交往等。此外，长时间慢性疼痛可导致全身多器官系统功能异常，严重时可以导致抑郁症、焦虑症和恐惧症。根据美国国立卫生研究院的研究结果显示，在急性疼痛和慢性疼痛中，急性疼痛占45%~65%；而在其他类型的慢性疾病中，出现慢性疼痛者占35%~60%。因此，疼痛必须引起重视并进行积极治疗。

近年来，我国慢性疼痛的发病率不断上升，已成为影响人民健康和社会稳定的重要因素。目前对慢性疼痛的管理，包括疼痛管理理念及相关医学技术、方法在临床应用中均取得了一定成效。但值得注意的是：部分医生存在对慢性疼痛认识不清、忽视或延误病情导致出现并发症、症状迁延不愈及疗效欠佳等问题。

我国慢性疼痛科建设刚刚起步，尚存在以下问题：一是尚未建立完善的疼痛科；二是学科建设落后于临床需求；三是缺乏规范、统一的治疗方案与指南。大多数患者或自行服药，或听信他人推荐的"偏方"，到医院治疗者占比不大。部分患者存在过度自信、滥用药物以及用药不规范等问题。在出现疼痛的症状时，应及时去疼痛科就诊。疼痛科最基本的技能是鉴别诊断并合理、科学、规范地运用各种各样的止痛方法解决患者的各种疼痛。疼痛科并非老百姓所认为的那样，只会开"去痛片"。

因此，所有人都应该正确认识疼痛，及时接受规范的治疗，树立健康意识和健康理念，积极配合医生治疗，避免错误、过度治疗而延误病情。

（关昱）

疼痛的误区

原发病治好了，我就不会痛了

很多人都会想，我的"毛病"已经治好了，为什么我还总是觉得很痛？所以真的是"病去痛除"吗？实则不然。伤口愈合，组织修复完成，急性疼痛就消失了。但是有些损伤或疾病虽然已经过去，但是疼痛却持续存在数月，甚至数年。这种疼痛，对于患者而言，已经不再是身体报警的信号，而是一种长年累月的折磨。

疼痛困扰着部分人群，并且亟须得到治疗。在2007年7月16日，卫生部发布了227号文件，规定全国二级以上的大医院都可以建立疼痛科。疼痛也已被现代医学列为继血压、呼吸、脉搏、体温之后的第五大生命体征。

在疼痛科就诊的患者是多种多样的。有些患者因肢体的原发疾病接受了截肢术，但截肢后遭受着剧烈的"幻肢痛"；有一些肿瘤患者，肿瘤由手术、药物治疗后基本得到控制，而无休止的疼痛却折磨着患者；有些患者带状疱疹愈合了，可是带状疱疹带来的疼痛却长期扎根于身体；还有一些患者治好了自己的关节创伤，关节痛却丝毫没有得到缓解。疼痛除了给患者带来不适的感觉，还对患者的身心造成极大的伤害，影响着他们的日常生活。

患者面对慢性疼痛和治疗存在一些误区。有些患者认为疼痛科等同于麻醉科，有些人认为疼痛科只会止疼并不会治病，有些人觉得自己吃点止痛药就可以解决疼痛，根本不用去看医生，还有一些人觉得止痛药有毒，不如忍一忍也许就过去了。其实，面对疼痛患者，疼痛科有一整套诊疗规范和指南，通过结合以往诊疗的经验，分析引发疼痛的原因，然后进行专业化的治疗。免除疼痛是每位患者的基本权利，特别是当今医学已经上升到人文关怀，更需要加强对疼痛的关注，建设好疼痛学科，为慢性疼痛的患者进行治疗，帮助患者拥有舒适、和谐的生活状态。

（关昱）

疼痛熬一熬就过去了

长期以来，人们对各种躯体疼痛如术后疼痛、牙痛、胃痛、关节痛、腰痛等的应对方式都只有一个字：忍，甚至有些人认为忍痛是一种个性坚毅的表现。事实上，疼痛可能是机体对疾病的一种提示信号，无论是什么类型的疼痛感觉，如果一段时间没有好转都可能是疾病延续、经久不愈的表现，需要尽快去医院治疗，强忍疼痛往往会延误治疗。

疼痛不仅给我们带来不愉快的感觉，还会严重影响着我们的身心健康，对躯体、行为、心理等都会造成严重的影响，带来各种并发症，如心肌梗死、高血压和脑出血等，甚至危及生命。疼痛对于心血管系统的影响：导致患者血压升高、心跳加快引起心律失常；对于冠心病患者可导致心肌缺血，甚至心肌梗死。疼痛对于呼吸系统的影响：胸腹部疼痛可造成患者不敢深呼吸，引起通气量下降，发生缺氧，甚至呼吸衰竭。疼痛对于机体免疫能力的影响：由于疼痛引起的应激反应可导致淋巴细胞减少、白细胞增多等免疫系统的改变，使得患者对病菌的抵抗力减弱，容易发生感染。疼痛对于凝血功能的影响：疼痛引起应激反应可导致肌体凝血功能下降，血小板的黏附功能增加，纤维蛋白溶解能力降低，使肌体处于高凝状态，容易发生脑血栓或心血管意外。疼痛对于内分泌功能的影响：疼痛可引起体内多种激素的释放，导致高血糖和代谢增加，使得糖尿病患者病情加重。疼痛还可引起精神方面改变，导致焦虑、恐惧、抑郁、失眠，产生无助感，继而使很多患者生活质量严重下降，导致肌体各系统功能失调而诱发各种并发症。

因此，疼痛不能忍，及时、正确地与医生商讨疼痛的情况，与医生共同制订治疗方案，有效解决疼痛，是保持身心健康的一项重要内容。

（关昱）

手术以后就是要痛的

我国目前约有 75% 的术后患者主诉疼痛，而在术后能够获得有效镇痛治疗的患者仅有 55%。手术后疼痛是指手术刺激作用于肌体而引起的一系列急性、复杂的生理和心理反应。手术创伤的大小不同，疼痛的程度亦不同。90% 的术后患者伴有不同程度的疼痛，疼痛主要集中在术后 24~72 小时，通常会随着伤口的愈合而逐渐减轻，一般不会超过 3~7 天。少数患者的术后疼痛可持续 1~2 周。手术后疼痛为伤害性疼痛，如果疼痛未能得到有效治疗和控制有可能会发展为慢性疼痛。

术后疼痛是机体对手术损伤的修复过程中发生的一系列复杂反应，对肌体起到一定的保护作用。但当急性疼痛持续存在或未及时得到缓解时，会导致患者出现包括生理、心理和行为等一系列的不良反应。首先会导致患者难以休息及入睡，影响整体的术后恢复进程：疼痛会导致患者不敢呼吸、无法有力地去咳嗽咳痰，容易导致术后肺部并发症的发生；疼痛影响胃肠蠕动和胃肠功能的恢复，导致延迟排气、患者难以自主进食，影响了恢复进程；导致尿道及膀胱平滑肌张力降低，引起尿潴留，增加了泌尿系统感染的发生率，延长了导尿管使用时间；患者因疼痛不敢下地活动，增加了术后血栓形成的风险，以上各种情况均会延长住院时间，增加患者诊疗费用。由此可见，"手术以后就是要痛的"这一观点大错特错，手术后应该及时接受有效的镇痛治疗。

那么如何缓解术后疼痛呢？有效的术后镇痛是每个手术患者的必备法宝。术后镇痛通常包括药物镇痛及非药物镇痛，镇痛药物的给药途径也包括口服、肌注、皮下注射、静脉注射、硬膜外注射以及连续性神经阻滞等。近年来，患者自控镇痛技术（PCA）越来越受到患者的接受和好评，具有起效快、通过冲击剂量及时控制爆发痛，具有用药个体化、患者满意度高的优点。

因此，大家切莫对镇痛药"谈药色变"，它是有效改善术后疼痛，加快术后康复的不二法宝。

（关昱）

止痛药不能吃，会上瘾

很多患者对疼痛抱有能忍则忍、能不吃药就不吃药、能少吃药就少吃药的想法。而在经久不愈的疼痛刺激下，拖延成慢性疼痛的患者也不是少数。不少患者对止痛药物的使用存在误区，止痛药不是洪水猛兽，正确地服用止痛药是非常重要的问题，需要大家一起来学习。

首先，针对止痛药物的使用，我们应"遵医嘱、按时按疗程"使用。很多需要服药的患者在痛到无法承受时，才选择吃止痛药，疼痛缓解就不吃了。这样吃吃停停，服用很不规范，疼痛更不容易被控制。一方面，止痛药物起效需要一定的时间，尤其是缓释片、控释片，如果疼痛持续很久，才想起来吃药，为时已晚。另一方面，药物在体内有"有效浓度"，如果不按时服药，血药浓度就会有很大地波动，镇痛效果随之波动。不按时服药，对药物的吸收以及减轻药物对身体的不良反应都是不利的。因此，定时定量、遵医嘱使用止痛药至关重要。

第二，患者往往自行在药店购买非处方类口服镇痛药物并服用。然而自行服用镇痛药可能会造成漏诊、误诊。如感到胸背疼痛可能是来源于心脏、胆囊、胰腺等部位的病变，若服用镇痛药掩盖了疾病的症状表现，可能会耽误病情。因此，应早期向医生描述病情，以便确定正确的下一步诊治流程，以免发生更加严重的病情改变。

除以上内容外，更多人关心的是，如长期服用止痛药，到底会不会上瘾，会不会有其他不良反应？当然，所有的药物都是把双刃剑，止痛药确实存在不良反应，不同种类的药物不良反应也不一样。非甾体类止痛药对胃肠道以及肝肾功能的影响会多一些，所以有胃溃疡病史或患严重肝病时就不要选择这类药物，可以换用其他药物或改变治疗方法。另外，非甾体类止痛药不能过度加量，也不能和其他非甾体类止痛药联合应用，以免增加药物的不良反应。又如阿片类止痛药，常用于癌痛患者，而阿片类药物的过量使用可能会诱发欣快感，导致中枢神经系统发生适应性改变，产生耐受、嗜药性，甚至"上瘾"。因此，阿片类药物的服用一定要遵循医嘱使用，切莫不合理地过度使用。实质上，在合理使用的前提下，大部分的止痛药物是不会产生依赖性问题的。

（关昱）

封闭针不能打，都是激素

　　我们经常听说某运动员因运动损伤，打了"封闭针"后，马上就可以继续上场比赛了。那"封闭针"到底是什么针？"封闭针"是毒药还是解药？今天就为大家来解读一下。

　　在医学的角度上，"封闭"主要是指将疼痛、炎症进行局限或阻断治疗。"封闭针"是一种封闭疗法，经常用于肌腱、关节等组织源性疼痛的治疗。在进行封闭针治疗时，需要将激素和局麻药进行混合，然后用注射的方式注射到疼痛的关节里面。麻醉药通常是利多卡因、普鲁卡因等，能够有效阻断病变部位的神经痛觉，"麻痹"局部神经，因此也就有疼痛立即改善的效果。另外，"封闭针"内确实应用了激素成分，包括地塞米松、复方倍他米松或曲安奈德等类固醇类激素，能迅速缓解局部的炎症，加强注射部位的血液循环，改善局部水肿、渗液、疼痛的情况。

　　在"封闭针"的作用下，疼痛可以在短时间内得到有效的缓解，因此，不少运动员长期锻炼导致的肌腱炎、腱鞘炎及半月板损伤而出现剧烈的疼痛，可以通过"封闭针"进行治疗迅速缓解疼痛。"封闭针"的优点包括：比起口服药物，其效果明确且仅局限于疼痛点，而不像口服药物吸收后全身分布；在急慢性软组织损伤、周围神经病变及非化脓性关节炎的情况下，经过封闭治疗可以加速局部炎症的消退，起到消炎、止痛的效果。当然，在正确使用的情况下，"封闭针"才是良药，不正确、不正规、频繁地使用也会对肌体产生伤害。长期使用"封闭针"，其中的类固醇激素也能对代谢产生一定影响，反而产生不良反应；不正规的"封闭针"若误入血管中，也会导致栓塞、中毒等情况，亦会增加感染的风险。

"封闭针"可以帮助患者短时间内达到疼痛缓解的效果，同时缓解炎症，正确地用药并不会产生依赖性。但需要经过专业医生的检查，符合适应证，方可"使用"。

（关昱）

痛了吃点止痛药就可以了，不用去医院

"疼吗？""不要紧，我吃点药就好了。"不少人一说到疼痛，就想吃点镇痛药，症状稍有缓解，便不再放在心上了。殊不知，有很多慢性疼痛的问题就来源于这种不规范治疗。很多患者都不知道医院里还有疼痛门诊、疼痛科或者疼痛治疗中心等专门治疗疼痛的部门。即便听说了有这么一个科室，也不一定完全知道看什么疾病，大多数患者会认为疼痛门诊大概就是打打"封闭"，开开"去痛片"。其实不然，疼痛科已经有几十年的历史了。特别是经过这十多年的快速发展和进步，疼痛科的诊疗范围在不断增加，诊疗技术和方法也在不断改进，是一门新兴的学科。

所以，介绍了这么多，究竟什么情况下需要去疼痛科就诊呢？可以简单总结如下：

（1）原因及科室归属不清的疼痛：不少疼痛患者，经过长时间的检查也查不出引起疼痛的原因，经过疼痛科医生的检查，诊断性治疗，大部分可以找到原因，对因治疗。

（2）科室归属清楚但是没有特效治疗方法的疼痛：如带状疱疹后疼痛、幻肢痛、三叉神经痛等。如带状疱疹后神经痛这一类疾病，尽管皮肤病损已经康复，但是顽固性疼痛会一直持续下去，这时就建议去疼痛科就诊，且越早接受治疗效果越好。

（3）没有手术指征的颈、肩、腰、腿痛：这些部位常常在日常生活工作中发生磨损，而磨损的早期没有明显的骨骼和肌肉改变，仅表现为疼痛。如若在相关科室接受治疗可能仅能得到口服止痛药、加强锻炼的医嘱。在疼痛科接受针对性的封闭、微创治疗，能够明显改善患者的症状。

（4）癌痛：癌症对患者的消耗是漫长的过程，当患者出现癌痛时，这种恶性的疼痛刺激对人体的损害比癌症本身还严重，可以摧垮患者的身心防线。研究表明，完善癌痛治疗，不仅可以提高患者生活质量，甚至能够延长患者生命，为患者保留尊严。

（关昱）

No. 1656805

处方笺

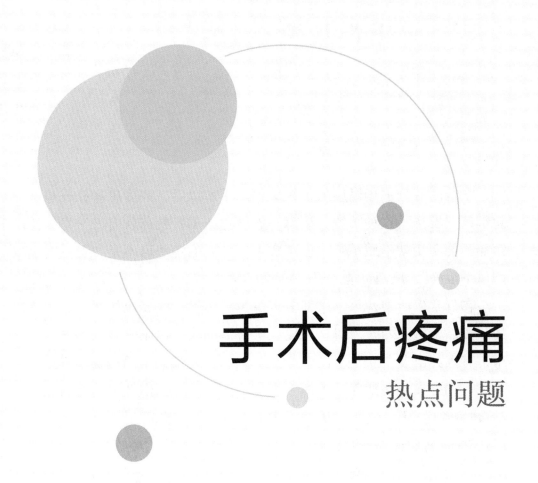

手术后疼痛
热点问题

医师：＿＿＿＿＿＿＿＿＿＿＿

临床名医的心血之作……

手术后镇痛概述

手术以后要不要镇痛？

　　吃苦耐劳是中华民族的传统美德。手术以后，许多患者往往也想继续"发扬"这种美德：痛忍一忍就过去了；是药就有三分毒，镇痛药能不用就不用了吧。但事实上，术后的疼痛可不是"忍一时则风平浪静"，反而可能"忍一时即变本加厉"。

　　在日常生活中，每个人都多多少少经历过疼痛，比如牙痛、头痛。突然遭遇剧烈疼痛时，人往往会心跳加快、血压升高、动弹不得，有人甚至会"痛得透不过气来"，难免会有情绪上的焦躁不安。手术后的疼痛也是如此。根据手术的不同，手术创伤带来的疼痛通常会持续 3~7 天。刚刚经历过手术的身体，本来就需要充分的休养以达到平稳恢复健康的目标。此时遭受持续疼痛的"激惹"，犹如在术后依然不停歇地参与一场疼痛的马拉松，升高的血压和加速的心跳更容易引发心律失常，加剧心脏的负担，对于原本就有冠心病的患者可能会诱发心肌缺血甚至心肌梗死；痛到不敢大口呼吸时，更不用谈通过咳痰来清除呼吸道内的分泌物，这时候细菌就悄悄在这些它们最喜欢的"营养食物"中"茁壮成长"了；肌肉的紧张、痉挛限制了身体活动，根本达不到"早日下床活动锻炼"的目标，长时间不动，血栓就会悄悄爬满下肢的深静脉；而焦虑、沮丧、恐惧的情绪不仅影响睡眠、休息，也会影响患者家属，让他们感到更为无措和担忧。除此以外，疼痛本身还会使胃肠道和膀胱"瘫痪"，使胃肠道的功能迟迟不能恢复，或是无法顺畅地排尿。在老年人中，持续的疼痛更容易诱发胡言乱语、妄想错觉、意识障碍等精神方面的不良反应，部分患者的智力和记忆力会永久性减退。

最痛的时候过去了，"噩梦"就结束了么？一部分的急性术后痛会发展为长期的慢性疼痛。不要以为这种情况仅仅发生在各种开胸、开腹的大手术后，其实疝气修补、阑尾切除等"小手术"也会出现慢性术后痛，短则半年、一年，长则可能缠缠绵绵伴随数十年，交织在日常的生活中，带来诸多的困扰和不便。

现在我们知道手术以后镇痛很重要了，那么镇痛治疗会有什么不良反应呢？镇痛药物和其他所有的药物一样，在部分人群中会引起不良反应，最常见的就是恶心呕吐、皮肤瘙痒、嗜睡和忘记呼吸。恶心和瘙痒可以通过使用止吐药物或抗过敏药物来对症处理，而后两项往往是由于药物过量引起的。为了解决药物过量的问题，目前大多数医院往往采用以患者自控为主的镇痛方法。简单地说，医生设定每次用药的量和最短的用药间隔时间，患者根据自己的具体情况来给自己"用药"。这种镇痛药物的使用方法更加方便，能满足不同患者的需要，而且药物过量的情况也几乎不再会发生，更安全。

手术后的疼痛不是理所当然，在越来越讲求舒适化医疗的当下，手术后的充分镇痛不仅能减少躯体上的疼痛，更能够协助机体恢复，减少手术并发症的发生。多年以来，各种国内外研究也都众口一词地指出，术后良好的镇痛能够显著地缩短住院的总时长，减少住院的费用。这样一种既愉悦身心又节约支出的选择，又有什么理由拒绝呢？

（施芸岑）

微创手术以后要不要镇痛？

微创手术，顾名思义就是患者身体表面的手术创伤小了。比之动辄十几厘米如蜈蚣般的巨大切口，微创手术的切口小到几张创可贴就可以覆盖。微创手术体表创伤小、瘢痕小、美观、恢复快，使得其成为外科医生和患者趋之若鹜的新选择。随着工具（医疗器械）和技术的日趋成熟，能够开展微创手术的领域越来越多，小到腹股沟的疝气手术，大到胰腺、心胸外科手术，都能通过小小切口摆平。既然肉眼可见的"创伤"那么小，那微创手术后还需不需要镇痛呢？

要搞明白这个问题，我们首先要了解，手术以后为什么会痛？手术后的疼痛简单来说由两个部分组成，一则是手术的切口，通常切口越大，引起的疼痛就越剧烈；另一部分则是在身体的内部，相关内脏在经历了手术中切割、烧灼、缝扎、牵拉等各项操作后，也会出现疼痛。内脏疼痛与切口锐痛不同，患者往往没有办法指出疼痛的具体位置，痛得说不清也道不明，并且常会伴有恶心、呕吐等不适感和不愉快的情绪体验。微创手术虽然显著减少了切口的大小和范围，但并没有减少医生在身体内部的操作，外科医生可不敢"偷工减料"，每一个步骤都不能减少。甚至为了获得更大的操作空间，看得更清楚，微创手术还需要向胸腹腔内充入 CO_2 气体来把身体的内部"撑得更开"，这些术后残留在体内的 CO_2 气体也会引起神经刺激和内脏疼痛。

另外，微创手术与开放手术一样，手术以后都需要放置引流管来观察和帮助恢复，尤其是胸外科手术，无一例外都需要放置胸腔闭式引流管。这些留置的引流管随着患者醒来后的每次呼吸和动作，与周围的组织、肌肉、神经产生摩擦和刺激，引起一次次"会呼吸的痛"。

在一些更为特殊的情况下，微创手术后的疼痛可能更甚于常规手术。例如，以往的心外科手术都会在胸口正中央劈开长长的口子，而现有的微创心脏手术只需在肋骨间划开一道几厘米口子。虽然术后美观了，但是肋骨间的切口难以避免会对肋间神经产生刺激和损伤，特别是在长时间的手术牵拉和在同一部位放置引流管后。而传统正中劈开的常规切口虽然大到触目惊心，但是该部位由于缺少神经支配，术后的疼痛反而没有那么强烈。

讲到这，相信大家对于微创手术都会有一些新的理解和认识，在面对微创手术后需不需要镇痛的问题时，也会更多关注"内在"而非"表面"。如果仍然对镇痛选择有所犹豫，最便捷也最直接的办法就是与外科医生和麻醉医生进行一次充分的交流，他们是对手术创伤和疼痛来源最了解的两个人，在他们那里一定能收获一份最专业也最个体化的镇痛锦囊。

（施芸岑）

术后镇痛有哪些方法？

提到治疗疼痛有哪些办法，你周围的家人朋友都会不假思索地说：吃药、打针、贴膏药。术后镇痛的治疗其本质也逃不过这些老的套路。但随着百余年来镇痛领域的发展，对于用什么药物，什么途径用药，有哪些新的药物，往哪儿打针，怎样打针等看似简单的问题仍在不断推陈出新。掌握的"武器"和本领多了，术后镇痛时往往就不会拘泥于一种方法，联合使用不同机制的药物，同时使用不同技术来进行镇痛——被称为多模式镇痛，是目前术后镇痛的主要原则。这种模式下，不同的镇痛方法发挥了相加或是协同的作用，减少了每种药物的使用剂量，相应地也减轻了不良反应。

对于大部分患者来说，镇痛的体验通常是从手术结束以后才开始，但事实上，有些手术的镇痛治疗早在手术开始前就已经启动，并且贯穿整个手术过程中，直至手术结束后的数天内。例如因外伤骨折需要手术的患者，术前就存在严重的疼痛，麻醉医生一般会在手术开始前就在引起疼痛的神经周围注入长效的局麻药物提前进行镇痛。有些胸腹部开放手术切口特别大，手术之前，麻醉医生往往会在患者脊柱内埋一根细细的管道，以便在术中、术后间断注入局麻药物、阿片类药物起到广泛而有效的镇痛。麻醉医生也经常通过静脉途径给患者使用各类镇痛药物。此外，外科医生也会在切口附近使用药物浸润来镇痛，例如，在关节置换手术时，骨科医生甚至会采用好几种药物联合注入关节腔内，以促进术后疼痛的减轻以便更早地开展康复训练，他们还给这种方法起了个好听的名字，叫作"鸡尾酒"疗法。要知道，充分的术中镇痛是做好术后镇痛的基石。

等患者手术后醒来，就能看到"传说中"的镇痛泵。这是每个即将经历手术的患者都会被亲朋或病友们普及的重要"知识点"。虽然不同的镇痛泵长得大同小异，但其中的药物则截然不同。麻醉医生会根据每个患者的年龄、体重、手术方式等个体情况来决定镇痛泵的"配方"和使用方法。敏锐的患者也会发现，不同镇痛泵连接在身上的部位也不尽相同，小小的盒子里蕴含的是每个人的专属"镇痛宝典"。一般来说，镇痛泵能够在术后2~3天提供持续的镇痛。除此以外，外科医生同样可以采用一些单次的口服或者静脉药物，来进行必要的镇痛补充。在一些日间手术——即手术当日或隔日即可以出院的手术后，也可以只通过间断口服药物来镇痛，这样对患者更方便。

（施芸岑）

什么是患者自控镇痛？

陈小姐在做完阑尾切除术后的第一天非常疑惑，隔壁床的吴奶奶明明和自己在同一天、由同一个医生开刀、有一模一样的切口，怎么她就疼得"痛不欲生"，吴奶奶则像没事人一样，还能转过头来安慰她两句。其实，疼痛是一种非常主观，也非常个人的感觉，不同的人，在不同的年龄阶段，对疼痛的感受可能会有天壤之别。患者自控镇痛（Patient controlled analgesia, PCA）便是一种有效的解决方案。专业的医疗人员预先设置好镇痛泵的程序，再交由患者自己使用，以控制疼痛。简单来说，就是患者可以根据自身疼痛的实际情况，通过按压镇痛泵上的给药按钮来自行获得镇痛治疗。目前，PCA 被广泛应用于术后镇痛、无痛分娩以及癌痛治疗等多个领域。

PCA 的输注程序一般由背景剂量、患者自控剂量和锁定时间 3 个部分组成。背景剂量指的是镇痛泵按照某一设定好的速率持续输注的剂量。患者自控剂量则是指每次患者按压给药按钮后，镇痛泵输出的药物剂量，也是 PCA 中发挥个体化镇痛最主要的组成部分。锁定时间是指患者根据需求按压给药所间隔的最短时间。举例来说，当锁定时间设置为 10 分钟时，那在距离患者上一次按键给药后的 10 分钟之内，无论患者按多少次，都不会再发生给药，直至锁定时间结束。锁定时间的设置是由医生来决定的，主要目的是防止药物过量所带来的风险，保证了 PCA 的安全性。

与以往的镇痛模式相比，PCA 最大程度尊重了"人和人是不一样的"这个事实，不仅让患者获得更好的镇痛效果，也减少了药物的不良反应——例如难耐的恶心呕吐、过度的镇静、呼吸抑制等。此外，如果患者突发中、重度疼痛，PCA 也快速满足了即时的镇痛需求，既提高了患者的满意度，也减少了疼痛可能引起的并发症。PCA 的应用也更适应于当下的术后快速康复的要求，患者可以在准备下床活动或进行康复锻炼时，提前数分钟按压镇痛按钮，以减少活动期间的疼痛。

当然，并不是在使用 PCA 之后，患者就进入了"自管"模式，相反，外科查房、麻醉科的镇痛随访、护士的定时巡察过程中，都在仔细观察着镇痛泵的工作情况和镇痛效果。对于专业的麻醉科医护人员来说，通过镇痛泵上记录的按压次数、用量等数据，就能够直观地了解目前的镇痛程序对于患者是否合理，从而进一步优化预设的数值。甚至，随着人工智能的迅速发展，目前也已经开始逐步引入智能化 PCA（AI-PCA），通过后台反馈的镇痛数据来进行动态化管理，进一步提高镇痛的质量。

最后，需要强调的是，PCA 的镇痛主体是患者本身，如果你咬紧牙关，打算靠毅力与耐力与疼痛斗争到底，那再好的 PCA 程序也对你爱莫能助。希望每一位患者都能够放下对镇痛的刻板印象，享受到日趋进步的科技和越来越人性化的环境所带来的舒适医疗服务。

（施芸岑）

手术后镇痛药物不良反应

用了镇痛泵，我吐了是怎么回事？

用了镇痛泵会不会让人呕吐？答案是可能会。镇痛泵里最常使用的药物就是阿片类药物，他们在发挥良好镇痛作用的同时，也会引起恶心、呕吐等不良反应。那么问题又来了，镇痛泵是手术后发生恶心、呕吐唯一的"罪魁祸首"吗？那也不尽然。术后恶心、呕吐的发生其实是由多方面因素综合造成的，目前所知道的高危因素包括年轻女性，既往没有吸烟史，接受胆囊手术、腹腔镜手术、妇产科手术和中耳手术，以往有晕动症、恶心、呕吐、情感障碍病史。此外，除了阿片类药物，术中使用的全麻药物（麻醉气体，特别是笑气）也更容易引起术后呕吐。

为了尽量减少术后恶心、呕吐症状的发生，首先在术前需要尽可能详细地向麻醉医生提供既往史，对可能引起呕吐的因素进行评估。术中医生们对于有高危因素的患者，会通过各种方式减少总的阿片类用量，避免使用麻醉气体，选择不易发生呕吐的静脉类麻醉药物。对一些存在多个危险因素的患者，可以预防性地使用止吐药物或是糖皮质激素。当术后已经发生恶心、呕吐时，还可以继续使用其他不同机制的止吐药物来进行补救。

（施芸岑）

用了镇痛泵，我浑身痒是怎么回事？

阿片类是镇痛泵中药物的"中流砥柱"，但有2%~10%的情况，静脉使用阿片类药物会引起皮肤瘙痒的发生，如果药物是通过椎管内，也就是老百姓说的"背上"打一针的方式使用的话，瘙痒发生的可能性就会更大。那么瘙痒发生了该怎么办？轻度的瘙痒可以通过自己抓挠来改善，这种瘙痒常常是一过性的，过一会儿就会自行消失，一般并不会给术后的患者带来过多的困扰。当不得不求助医生时，瘙痒大多都发展到中度以上，令人难以忍受并且会影响患者的睡眠。有时候患者甚至会要求停止镇痛治疗来缓解瘙痒。但是瘙痒走了，疼痛又来了，真是两难的抉择。

其实许多药物可以帮助抑制瘙痒，包括常用于过敏治疗的抗组胺药物，还有一些新型的阿片类激动拮抗剂，可以抑制瘙痒的同时却不影响镇痛作用，如果是住院患者在医疗监护状态下，还可以使用小剂量的镇静药物，效果更加立竿见影。

当然术后发生瘙痒的时候，也可能不仅仅是镇痛泵内的药物引起的。阿片类药物引起的皮肤瘙痒通常集中在头面部，会让人觉得鼻子周围一直痒痒的。如果是全身性的瘙痒，也可能是疾病本身或者患者合并的其他内科疾病造成的，比如有胆道病变或是肾功能异常、贫血等问题，最简单的办法是可以照照镜子，看看随着瘙痒的发生，皮肤和眼球的颜色有没有明显的变黄？或是眼睛周围黏膜或是唇色有没有特别苍白？及时和主治医生沟通是非常重要的。还有一些时候，伤口长时间覆盖的纱布和粘贴的胶带也可能引起瘙痒，这时候增加换药的频率或是更换其他材质的敷料即可。

那是不是每个人都会发生使用镇痛泵瘙痒的情况呢？其实瘙痒的发生也存在个体差异，比如孕产妇就特别多见，既往有瘙痒病史的患者也更容易出现镇痛泵使用后的瘙痒。总之，镇痛是术后快速康复非常重要的一部分，千万不能因为瘙痒而放弃镇痛治疗。

（施芸岑）

镇痛泵里有些什么药?

镇痛泵看起来是一个平平无奇的透明小盒子，就这么躺在患者的枕头边上，既不像口服药物有详细的说明书，也不像静注生理盐水时，袋子上有一目了然的药物名称和剂量。你只记得当你刚从睡梦中醒来，就有人往你手中塞了个按钮，一边听到耳边温柔的声音嘱咐你："疼痛加重记得要自己按镇痛的按钮哦。"那么这个盒子里到底装了些什么呢?

镇痛泵里放了什么其实并不是个秘密，相反，因为常常涉及管理非常严格的精神麻醉类药物，镇痛泵内的药物都需要严格的书面和电子记录，并进行多人、多次的核查核对。每个人的镇痛泵都会有一份身份档案，以保证其安全性。最后，就算用不完的药也要回收以后销毁。

镇痛泵里的具体药物主要取决于镇痛的类型。如果镇痛泵是接应用在静脉补液上，通常包含阿片类药物和预防恶心、呕吐发生的止吐类药物，针对骨科手术患者的镇痛泵还经常会添加一些其他种类的药物——就是大家平时熟悉的布洛芬、西乐葆等药物，来增强镇痛的效果。另一种常见的镇痛泵类型是通过固定在背上的小管子（硬膜外导管）输注药物达到镇痛效果的，更直观来说就是麻痹那些传递疼痛信号的神经来发挥作用。这种镇痛泵使用的是低浓度的局麻药物和小剂量的阿片类药物。低浓度的局麻药可以只影响神经"感受"疼痛的功能，但保留了神经"指挥"肌肉活动的能力，让你既不感到疼痛，又能够活动自如。这也是分娩镇痛时，孕产妇既可以无痛又可以保留宫缩和"生产力"的真相。

值得注意的是，以上两种镇痛泵绝不可以随意交换使用，比如局麻药物如果从静脉注入会引起中毒反应，而静脉剂量的阿片类药物一旦注入硬膜外，则会引起严重的呼吸抑制。在使用镇痛泵的过程中，千万不可以自行拆卸或装置，也不要随意按动除了镇痛按钮以外的按键。

（施芸岑）

No. 1656805

处方笺

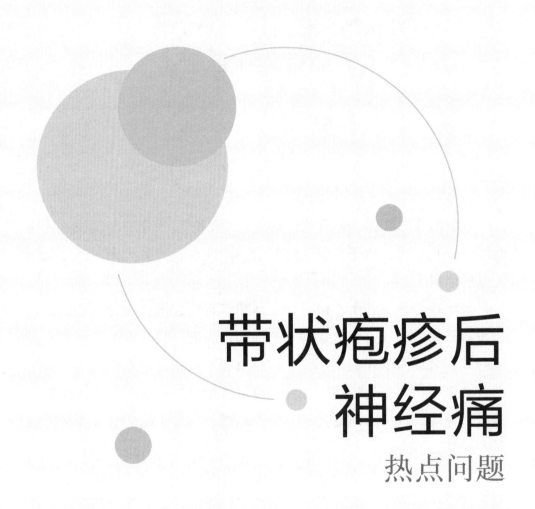

带状疱疹后
神经痛
热点问题

医师：＿＿＿＿＿＿＿＿

临床名医的心血之作……

带状疱疹俗称"缠腰龙"，
它真的只会缠腰吗？

带状疱疹，又称"缠腰龙、蛇盘疮、飞蛇"。民间有传闻说这种缠腰龙一旦发作，疹子长满一圈就会不治而亡，可见大家对于带状疱疹的恐惧。

带状疱疹是一种由水痘－带状疱疹病毒引起的感染性皮肤病，您没有看错，导致带状疱疹和水痘的病毒为同一种病毒，只是在不同时期，表现为不同的疾病。什么意思呢？就是得过水痘的人，依然存在患带状疱疹的风险。在我们得过水痘以后，这个病毒并没有从我们身体内消失，而是处于一个"休眠"状态，偷偷潜伏在我们的神经系统里面。

那这个狡猾的水痘带状疱疹病毒什么时候可能会"休眠"结束呢？带状疱疹是个"富有心机"的病毒，年龄增长、免疫功能逐渐下降、接受免疫抑制治疗（如化疗、激素治疗等）和罹患系统性疾病（如糖尿病、肾脏病、高血压等）时这个"休眠"的病毒就可能会趁机跑出来作乱。

该病常出现潮红斑，接着出现米粒至黄豆大小的成簇的丘疹。丘疹迅速发展成水疱，疱壁紧张发亮，疱液澄清，外周绕有红晕。

一群一群的疱疹排列成带状，是带状疱疹的典型皮肤症状。它会沿着身体上的神经发作，产生呈带状的水疱。但这些水疱，基本上不会超过体表前后的正中线。出疹子前、出疹子中都有可能出现疼痛，有时还会有隐痛和麻木感。

带状疱疹俗称"缠腰龙"，但它不仅出现在腰间，还会出现在胸部、背部、头面部和耳朵附近。主要表现为单侧周围神经分布的簇集性小水疱为特征，常伴有显著的神经痛。

民间传闻缠腰一圈就会被"缠死"，只能说明自身免疫力已经很糟，并不是因为带状疱疹的原因。

所以，对于这个"缠腰龙"，大家不必担心，怕的是它引发的疼痛令人难以忍受，这就需要去相关科室就诊了。

（符奕青）

得了带状疱疹可以去哪些科看病？

一般来说，带状疱疹发疹前有轻度乏力、低热、食欲不振等全身症状，患处皮肤自觉灼热感或神经痛。

预防和控制带状疱疹性神经痛的关键在于早期积极治疗。通常来说，要在早期足量地给予抗病毒药物治疗，从而有效抑制病毒复制，阻止病毒播散，减少神经的损伤。带状疱疹的病发特点是"先痛后起疱"，因此起先要关注的是身体的疼痛，及早去皮肤科就诊，控制疼痛的蔓延；之后，若有疱疹出现，应及时去皮肤科，处理疱疹，防止皮肤感染。

不过，值得提醒大家的是，带状疱疹前驱期无皮损仅有疼痛时诊断较困难，发生在胸部的带状疱疹容易误诊为心绞痛；发生在腹部容易误诊为胆结石、胆囊炎、阑尾炎。患者皮损不典型时也可能被误诊为其他皮肤病，如：接触性皮炎、虫咬性皮炎、脓疱疮等。

有带状疱疹一定要争取早发现、早治疗。预防和控制神经痛的关键在于早期积极治疗。慢性疼痛是一个多学科疾病，与疼痛相关联的治疗涉及麻醉科、骨科、神经内科、神经外科、风湿免疫科、肿瘤科、康复医学科等。

通常来说，带状疱疹在患病早期，需要到皮肤科进行足量的抗病毒药物治疗，从而有效抑制病毒复制、阻止病毒播散，减少神经的损伤。后期则需要到疼痛科就诊，减轻并发症。

出现带状疱疹，首先要去正规的医院挂皮肤科，但是带状疱疹很容易被误诊，因为带状疱疹长在不同神经节，所表现的疼痛是不一样的，所以要根据自身的疼痛情况，去正规的医院做详细的咨询。有的患者如果带状疱疹长在头部，就会出现偏头痛或者是其他血管性的头痛，就需要去神经科就诊；有的患者如果长在胸部会出现心绞痛等心脏方面的疾病，需要去心内科就诊；有些会表现为肚子疼痛，以为是肠道方面的疾病，就需要去消化科挂号。不管是哪里出现带状疱疹，都需要去正规的医院做详细检查，避免耽误病情。

（符奕青）

带状疱疹结痂了为什么还是很疼？

带状疱疹是一种常见的由水痘－带状疱疹病毒引起的急性炎症性的皮肤病。由于病毒具有亲神经性，感染后可长期潜伏于脊髓神经后根神经节的神经元内，当抵抗力低下或劳累、感染、感冒时，病毒可再次生长繁殖，并沿神经纤维移至皮肤，使受侵犯的神经和皮肤产生强烈的炎症，引发剧烈疼痛。

带状疱疹的神经痛主要表现为累及区域明显疼痛感，如烧灼、电击、刀割、针刺或撕裂样，多数人还会出现诱发痛，在轻度的刺激如衣物摩擦、轻触后就可诱发疼痛。

疼痛严重影响患者的生活、学习、社交、饮食及睡眠，使得生活质量显著下降，进一步可出现焦虑、抑郁、躁狂等多方面心理问题。

带状疱疹大部分可以治愈，但如果治疗不及时，病毒侵蚀了神经，会引起遗留神经痛，如刀割、火烧、电击、鞭抽，疼痛程度比分娩还剧烈且漫长，部分患者疼痛长达 10 年。

有些患者还会产生注意力不集中、睡眠障碍、焦虑、抑郁等状态，受到生理和心理的双重折磨，甚至有的患者会出现想自杀的想法。

在医学上，带状疱疹后遗神经痛的发病机制尚不完全明确，通过对受损皮肤进行组织活检发现，在早期可有粗神经纤维变性，后期细的神经纤维也可发生变性，因而推测带状疱疹后遗神经痛的发生是由于正常神经冲动传入形式的改变，粗神经纤维的中枢抑制作用丧失后，二级感觉神经元兴奋增高呈癫痫样放电。这就是为什么疱疹结痂了患者仍感到疼痛的原因。

（符奕青）

为什么带状疱疹早期要规范镇痛？

带状疱疹后遗症神经痛有如下特点：

第一，急性带状疱疹局部皮肤水疱愈合后，患病的部位仍存在持续性或发作性的剧烈疼痛，并可存在明显的色素沉着改变。

第二，发病部位触觉异常。大部分患者出现痛觉过度敏感的症状，表现为轻轻触摸即可产生剧烈疼痛。

第三，患病后，患者易出现刀割样或烧灼样的疼痛，疼痛往往一过性或持续性存在。大多数患者夜间出现频繁发作，疼痛剧烈，严重影响生活质量。

所以，早期的规范镇痛极为重要。

治疗中最常见的也最基础的即是药物治疗手段。临床中，常用神经妥乐平，这是一种治疗带状疱疹后遗神经痛较新且疗效较好的药物，可口服也可静脉注射。另外，B族维生素也可以配合长期使用。

对于经保守治疗无效的顽固性带状疱疹后遗神经痛患者，神经毁损治疗有显著疗效。此种方法可根据疼痛部位的不同，选择性地毁损疼痛传入神经，以达到长期缓解疼痛的目的。主要的治疗方法有交感神经毁损治疗、脊神经后根毁损术、半月神经节毁损术及周围神经毁损治疗。

中西医结合治疗手段，把中医肝、胆经穴位注射与西医用药相结合，具有疏肝通络、解毒止痛、药物特异性好、不良反应小等优势，对老年患者尤为显著。

规范而有效地减轻疼痛，是治疗带状疱疹后遗神经痛行之有效的重要方法。

（符奕青）

除了止痛药，带状疱疹还有哪些治疗方法？

治疗带状疱疹的方法主要分为一般治疗和对症治疗。

1. 一般治疗

带状疱疹患者应该使患处保持清洁和干燥，同时应尽量避免摩擦、接触患处，以免造成患处的感染。

2. 对症治疗

（1）抗病毒药物：如伐昔洛韦、阿昔洛韦、膦甲酸钠等，有利于皮疹的愈合。

（2）镇痛治疗：如阿司匹林、曲马朵、布洛芬等，有利于患者疼痛症状的缓解。

（3）神经营养类药物：如维生素 B_1、B_{12}，甲钴胺等，有利于缓解患者的神经炎症。

（4）外用治疗药物：如阿昔洛韦乳膏、莫匹罗星软膏等有利于患处消炎。

（5）视严重程度可使用 3~5 天糖皮质激素治疗，减轻神经炎症，预防后遗神经痛的发生。

（6）物理治疗：如红蓝光照射、中医神灯照射。

（7）中药治疗：根据不同的辨证分型，选用不同的方药。

（8）中医针灸、艾灸治疗。

（9）外用药局部治疗，主要是以抗病毒、防止继发感染为主。

水疱阶段的时候，可用2%的龙胆紫溶液、3%的酞丁安液进行湿敷，而后结痂的时候，可用0.5%的新霉素软膏、3%阿昔洛韦软膏等进行治疗。

眼部带状疱疹可用0.1%的碘甘液、碘苷眼药膏、0.1%酞丁安眼液等进行治疗。

以上药物均需在医生指导下使用，不得擅自使用，以免造成不良影响。

（符奕青）

康复及慢性期

带状疱疹疼了 1 年多了，我还有救吗？

研究表明，50%~70% 的带状疱疹神经痛患者在 1 年后，疼痛症状会逐渐减少或消散，但一些患者的疼痛持续时间可达 10 年或更长。有效地治疗可以减轻疼痛，缩短带状疱疹后遗神经痛的持续时间。

带状疱疹出现神经痛后遗症，甚至持续 1 年，这种情况要及时就诊并通过给予药物治疗、物理疗法等方式来缓解疼痛症状。

1. 药物治疗

（1）给予营养神经的药物如甲钴胺等进行治疗，可以促使受损神经修复，有助于缩短神经痛后遗症的治疗时间以及有助于缓解神经痛的症状。

（2）给予止痛的药物，可以有效地达到止痛的效果，比较常用的药物有加巴喷丁、普瑞巴林等。

（3）对病变部位进行局部封闭治疗，可以阻断神经突触的传导，从而达到改善疼痛的目的，比较常用的药物有利多卡因注射液、曲安奈德注射液等。

2. 物理治疗

对患处皮肤采用红外线照射、微波热疗，以及磁疗等方法，有助于缓解带状疱疹神经痛后遗症的症状。

　　由于患者临床表现存在有个体差异，具体情况需要去医院进行面诊，并选择最佳的治疗方案。通过改善患者的生活习惯和饮食习惯，也能够部分缓解患者的带状疱疹神经痛。

（符奕青）

我是肿瘤患者，为什么化疗以后，带状疱疹又来了？

带状疱疹是一种病毒感染性疾病，它是由于潜伏在人体神经系统内部的病毒，在机体抵抗力下降的时候，被激活而造成的一种皮肤疱疹样病变。

癌症患者由于化疗后机体抵抗力下降，可表现出带状疱疹复发。因此，带状疱疹复发是机体免疫功能下降的一种后果，并不一定是癌症造成的。

化疗患者之所以易患疱疹是由于化疗导致患者免疫力降低引起的，带状疱疹多发于淋巴瘤（如霍奇金淋巴瘤）等患者。特别是成组的单侧水泡状皮疹呈带状分布，通常发生在胸部和背部。神经痛在高龄患者特别常见，抗抑郁药和其他辅助药物可以缓解症状，必要时可与吗啡类止痛药合用。其他治疗措施包括：

（1）发生疱疹后可给予抗病毒治疗，维生素 B_1、B_{12} 肌肉注射或给予镇痛剂以减轻疼痛。症状严重者可给予糖皮质激素、转移因子口服液等口服。

（2）局部可涂甲紫、新霉素软膏，瘙痒时不能用手抓，以免造成感染。

（3）加强营养，提高肌体免疫力。

（4）注意预防感冒，及时增减衣服。

（5）注意个人卫生，勤洗澡、勤换衣服。内衣以松软棉质品为宜。

（符奕青）

带状疱疹患者该怎么吃？

中医认为带状疱疹为湿热火毒郁结肌肤所生，故带状疱疹患者应忌食三类食物：

（1）忌食辛辣温热食品。酒、烟、生姜、辣椒、羊肉、牛肉及煎炸食品等辛辣温热之品，食后易助火生热。

（2）慎食肥甘油腻之品。肥肉、饴糖、牛奶及甘甜等食品多具滋腻、肥甘壅塞之性，易使本病之湿热毒邪内郁不达，带状疱疹病情缠绵不愈。

（3）慎食酸涩收敛之品。酸涩收敛之品有豌豆、芡实、石榴、芋头、菠菜等，易使病邪内闭，经久不愈。

中医认为带状疱疹多属情志不畅、肝气郁结、久郁化火、复感毒邪而致，故食疗应以行气活血祛瘀为主。饮食宜对症选择：

（1）疱面皮肤燎红、水疱破损、滋水浸渍、伴有感染，选用绿豆百合汤。绿豆 50 克、百合 30 克、冰糖 30 克，绿豆煮熟再加百合煮熟，加冰糖溶化。

（2）肝火旺、目糊不明、结膜充血、水疱混浊、皮肤感染，选用枸杞子金银花饮。冰糖 30 克、金银花 30 克、枸杞子 20 克，水煎代茶饮。

（3）肺脾两虚、疮面残留刺痛不除、小便短赤刺痛，选用木耳绿茶煮鸡蛋。白木耳 30 克、绿茶 10 克、鸡蛋 2 个、水 2 碗煮 1 碗，1 次服，可食蛋和木耳。

患者放松心情，缓解紧张情绪，防止情志抑郁。调节饮食，忌食肥甘厚味、辛辣刺激之品，不过度进补。调整作息生活规律，增强身体抵抗力，对带状疱疹的康复有利。

（符奕青）

No. 1656805

处方笺

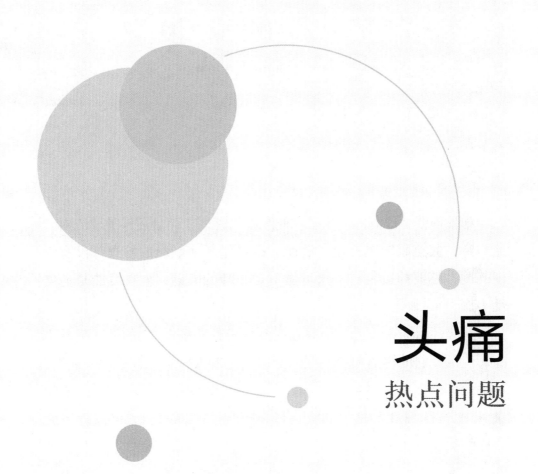

头痛
热点问题

医师：＿＿＿＿＿＿＿＿＿＿

临床名医的心血之作……

丛集性头痛

头痛得厉害，像炸了一样，
还眼睛充血怎么办？

如果连续一段时间出现了一侧眼眶的疼痛，而且还伴随着流泪、流鼻涕，甚至眼结膜充血，然而去眼科做了一系统的检查都没有发现问题，不要掉以轻心，这可能不是眼睛的问题，而有可能是丛集性头痛。

丛集性头痛是一种"原发性神经血管性头痛"，它的发病率并不高，但由于它的疼痛程度剧烈，所以甚至有人叫它"自杀性头痛"。丛集性头痛多见于青年（20~40岁），男性为女性的4~7倍，一般无家族史。"丛集性"这一词汇翻译自英文"cluster"，它可以理解为这样的头痛有"集中发作期"，即在一段时间内反复发作，并且发作部位、发作时间以及发作持续时间非常一致。不仅如此，许多患者的发作间歇期的时间也十分规律，例如固定在某个季节发生，发作连续2周到3个月，每天可发作1~2次，每次发作持续15~180分钟，但能自行缓解。当发作期结束后，它可能在某一天突然终止，进入间歇期；而在间隔一段时间后，又会毫无前兆地以原有的形式再次发作。发作时疼痛多见于一侧眼眶或（及）额颞部，可伴同侧眼结膜充血、流泪、眼睑水肿或鼻塞、流涕，有时出现瞳孔缩小、眼睑下垂、脸红、脸颊肿胀等症状。头痛一般是和动脉搏动无关的（即"非搏动性"）剧痛，患者坐立不安或前俯后仰地摇动，部分患者甚至会用拳头击打自己头部以缓解疼痛。头痛常在午后或凌晨发作，患者很少有后遗的疲乏或嗜睡情况。饮酒或服用硝酸甘油可以诱发头痛发作。丛集性头痛的诊断主要依据临床表现，目前尚无一种仪器及化验室检查可作为其诊断依据。

由于丛集性头痛的疼痛剧烈，所以一旦得了丛集性头痛会大大影响生活质量，甚至引起性格改变。

那么得了丛集性头痛怎么办？不要慌，也不要乱，对症治疗是关键：

（1）面罩吸入纯氧：吸氧常可快速终止发作。

（2）药物治疗：分为发作期的药物治疗和间歇期的药物预防。

（3）神经阻滞疗法：包括①蝶腭神经节阻滞；②星状神经节阻滞；③头面部神经阻滞等。

当然，如果怀疑自己得了丛集性头痛，首先应当及时就诊，因为这个疾病的诊断必须经由专业医生在排除其他一些引起头痛的病变后才能做出。医生也会根据情况，推荐合适的治疗方案。

患病后要注意休息，戒烟戒酒，平衡科学饮食，多吃蔬菜水果，适当活动避免疲劳和风寒，保持良好的稳定的情绪。

愿每位丛集性头痛患者经过治疗后每天都可以笑口常开，远离疼痛困扰。

（严欢）

紧张性头痛

脑袋疼得像被念了紧箍咒，怎么回事？

在熬夜加班、领导时时催促 deadline（最后期限）、自己内心焦虑烦躁时，你会不会出现头像被戴上了紧箍，疼痛难忍、沉重不堪的感觉？如果有，可能是得了紧张性头痛。

紧张性头痛是平时生活中最常见的一种头痛，约占头痛患者的40%，属于一种"功能性头痛"（即颅脑的血管和神经都是正常的），它主要表现为一侧或双侧头部有发紧的感觉，这是由于头颈部的肌肉痉挛、收缩所引起。紧张性头痛的发作诱因有以下几点：①生活压力过大。②睡眠不良，经常失眠。③长期低头、伏案工作。④经常挨饿，饮食不规律。紧张性头痛呈持续性钝痛，像一条带子紧束头部或紧箍感、压迫感、沉重感，疼痛部位集中在一侧或两侧的后枕部和头顶部，头痛发作时间可以从几个小时至几天不等。这种头痛多发于中青年，一般在 30~60 岁，女性稍多。

紧张性头痛的诊断条件有以下几点：

（1）头痛持续 30 分钟 ~7 天。

（2）至少具有下列四项疼痛特点中的两项：①性质为非血管搏动性的压迫或束缚感，也可为胀痛、头颈背僵硬感；②程度为轻、中度（可能影响活动，但不限制活动）；③双侧头痛；④上、下楼梯或类似的日常活动不加剧疼痛。

（3）同时具有下列两项特征：①无恶心、呕吐（可能存在厌食）。②无怕声、怕光或至多有其中一项。

同时还要通过病史、体检及神经系统检查排除其他疾病。

看了上面的诊断标准，是不是觉得太复杂了？没关系，最终的诊断还是交给专业的医生吧，只要记住：如果你有类似以上的情况，还是赶紧去医院吧，让专业的医生给出他们的判断。

如果不幸被诊断为紧张性头痛，不要慌，作为最常见的头痛之一，你不是一个人在战斗，生活还要继续，让医生和你一起来降服这个妖孽。

紧张性头痛的治疗主要包括：

（1）药物治疗：非甾体类抗炎药；三环类抗抑郁药；抗焦虑药等。

（2）局部阻滞或神经阻滞：疼痛科治疗的新型武器。

紧张、焦虑是紧张性头痛的主要诱发因素之一，所以放松心情，也许突然一切就都豁然开朗了。

（严欢）

颈源性头痛

脖子脑袋一起痛，怎么回事？

颈椎病已不再是中老年人的"专利"，越来越多的年轻低头族们中了颈椎病的魔咒，而一种由颈椎病引起的头痛也非常容易找上这些经常伏案工作的年轻人，今天我们就来了解一下这"声东击西"的颈源性头痛。

颈源性头痛，顾名思义就是由于颈部毛病而引发的头痛，是颈椎病变和颈项肌肉痉挛引起的一类头痛，多为长时间低头后损伤颈项部肌肉，进而颈椎出现移位、退变所致。因此在颈源性头痛发作时，可能也经常伴有颈椎病的其他表现，例如脖子和肩膀不舒服，甚至还有手麻等典型的颈椎病表现。

颈源性头痛的症状与偏头痛、紧张性头痛相似，常常容易分不清楚，但其实颈源性头痛也有自己的特点。除了疼痛多出现在长期低头从事伏案工作的人群之外，颈源性头痛一般为单侧，常伴有后枕部不适。当头颈运动或处于某种姿势时，有可能加重头痛。颈部和枕部可有明显的压痛点，按压时会引起头痛症状加重。同时颈源性头痛可能会伴有"枕大神经痛"，其表现为头痛从后脑延伸到额头和眉毛。如果给患有颈源性头痛的患者进行影像学检查，会发现这些患者的颈椎有明显的增生或退变。

颈源性头痛容易使患者工作效率下降、注意力和记忆力降低，情绪低落、烦躁、易怒、易疲劳，生活和工作质量明显降低。因此及时诊断治疗很重要。

一旦出现颈源性头痛症状，要注意休息，尽量减少伏案工作时间，尤其避免低头作业，及早治疗。颈源性头痛的治疗方案主要有以下几点：

（1）理疗。

（2）使用止痛药物，其中包括在疼痛的局部涂抹消炎止痛的药物和口服一些非甾体类药物。

（3）使用肌肉松弛药物。当然，如果能够在发病前就记得保持头颈部的正确姿势，不要长期低头工作，工作间歇活动活动颈部，预防颈椎病和颈源性头痛的发生，那就再好不过了。

（严欢）

三叉神经痛

三叉神经痛除了吃药还有什么治疗方法?

三叉神经痛是颜面部三叉神经分布区域内出现的以反复发作、短暂性、阵发性、针刺样或刀割般剧痛为特征的一种疾病,号称"天下第一痛"。发病年龄多在 40 岁以上,发病率可随年龄而增长,因此以中老年人为主,女性多于男性,右侧多于左侧。疼痛发作前常无任何征兆,而突然闪电样发作,发作时一般限于一侧,双侧同时发生的概率很低。疼痛犹如刀割、烧灼、针刺或电击样,持续数秒或者数分钟后骤停,间歇期完全正常。发作严重时患者常伴有面部潮红、流涎、流泪、同侧面部抽动等,发作期间患者不敢说话、不敢洗脸、不敢喝水、不敢刷牙,十分痛苦。三叉神经痛患者口角、鼻翼、颊部、舌部为敏感区,疼痛发作常由说话、咀嚼、刷牙和洗脸等面部运动或轻轻触碰面部某些敏感区域(如上唇、鼻翼等)而被诱发,继而从一点开始扩散到三叉神经的某一支或多支(顾名思义,三叉神经就像三叉戟一样,在面部分成三支),临床以第二支(第二支位于眼睛与口角之间)、第三支(第三支位于口角以下区域)多见,第一支(第一支位于眼睛以上区域)少见。

三叉神经痛分原发性和继发性。原发性多为微血管或者其他原因压迫导致三叉神经根变性引起;继发性三叉神经痛有明确的病因，常由肿瘤、蛛网膜炎、血管异常、颅骨畸形、颅脑外伤、鼻咽癌等引起，疼痛重，持续时间长，有邻近神经结构受累的表现。三叉神经痛往往呈周期性发作，随病程进展发作次数逐渐增多，发作时间延长，间歇期缩短，甚至进展为持续性发作，很少自愈，属于神经病理性疼痛。

治疗分保守治疗和手术治疗，保守治疗多联合使用以卡马西平为代表的抗神经病理性痛药物，同时辅用维生素 B 类及其他神经营养药物。但如果出现了药物治疗效果不好或是药物不良反应无法耐受的情况时，可能就需要进行手术治疗了，"微血管减压术"是目前公认的手术方案。

三叉神经痛患者应注意日常保养。首先，饮食要有规律，选择质软、易嚼食物，多食水果、蔬菜及豆制品类，少食肥肉，饮食以清淡为宜。其次，说话、吃饭、漱口、刷牙、洗脸等动作宜轻柔。还有，注意头、面部保暖，保持情绪稳定，保持充足睡眠。当然，日常还要适当参加体育运动，锻炼身体，增强体质。

（严欢）

颞颌关节炎

张大嘴巴脸就咔啦咔啦响，可以治疗吗？

颞颌关节炎又叫颞下颌关节紊乱综合征，主要表现为关节局部酸胀疼痛（关节酸胀或疼痛尤以咀嚼及张口时明显，并伴有不同程度的压痛），关节弹响（开闭口时会发出"咔啦咔啦"的异响）和下颌运动障碍（张不开嘴或合不拢嘴）。

临床上颞颌关节炎常见的病因有以下几种。

（1）精神因素：精神因素在其发病原因中占有很重要的作用。

（2）创伤因素：例如受外力撞击、突咬硬物、张口过大，或者经常咀嚼硬食、夜间磨牙以及单侧咀嚼等。这些因素可能引起关节挫伤或劳损，咀嚼肌群功能失调。

（3）咬合因素：一般由一些牙科疾病导致，如咬合干扰、牙齿过度磨损、磨牙缺失过多、不良修复体、颌间距离过低等。咬合关系的紊乱，可破坏关节内部结构间功能的平衡。

（4）全身及其他因素：类风湿关节炎也可能引起颞颌关节紊乱。

患者在以上多重因素综合作用下导致发病，开始发生于一侧，部分病例迁延反复发作可逐渐累及双侧，严重影响咀嚼功能。颞颌关节炎好发于青壮年，以 20~30 岁患病率最高。

一般颞颌关节炎的治疗以保守治疗为主。避免过大的张口、避免咬食过硬的食物，稍稍限制下颌的运动，如果要打哈欠，应该用手托住下颌。如果颞颌关节炎患者出现疼痛的情况，可以口服或者外用一些止痛药，对疼痛的症状进行一定的缓解。但如果患者存在咬合相关发病因素，需积极治疗咬合关系紊乱，减轻颞下颌关节的负担，例如通过修复和正畸改变咬合关系。保守治疗效果欠佳的患者可采用颞颌关节的局部神经阻滞注射治疗，通过把药物精确注入病变的颞颌关节囊，从而减轻局部疼痛消除关节水肿，还可配合红外偏振光治疗仪局部照射加快愈合。对于复发的患者，平时要加强咀嚼肌咬合肌群的训练，尽量不要张口过度，不要经常咀嚼硬食，避免单侧咀嚼等，以免导致再次发作。当然放松心情也很重要，毕竟精神因素可是很重要的发病原因之一。

早期的颞颌关节炎有自限性，或者说有自愈倾向；一部分人即使出现临床症状，经过上述积极治疗也可痊愈；极少患者逐步发展到后期的关节器质性破坏。一般只有发现存在关节结构病变时，才需要局部手术治疗。

（严欢）

舌咽神经痛

原发性舌咽神经痛，
吃了很多药还不见好，有其他方法吗？

舌咽神经痛为一种局限于舌咽神经分布区（包括后咽部、扁桃体、舌背部、中耳、下颌角）的发作性剧烈疼痛。分为原发性和继发性舌咽神经痛。原发性舌咽神经痛的病因及发病机制尚未完全明确，可能为"神经脱髓鞘"病变引起舌咽神经的传入冲动与迷走神经之间发生"短路"的结果，也可能是异常定位的血管压迫舌咽神经引起。继发性舌咽神经痛则是继发于相邻区域肿块或者肿瘤等压迫。临床上所见的舌咽神经痛多半属于原发性舌咽神经痛，但其实该病的发病率并不高。发病年龄多在40岁以上，男性多于女性。其临床表现特点是：疼痛发生在一侧舌根、咽喉、扁桃体、耳根部及下颌后部，以耳根部疼痛为最主要表现。发作情况和疼痛性质与三叉神经痛相同：疼痛通常骤然发作、突然停止，每次发作持续时间多为数秒或数十秒，一般不超过两分钟；可呈刀割、针刺、撕裂、烧灼、电击样剧烈疼痛；同时可伴有唾液分泌增加和喉部痉挛等症状。吞咽、说话、咳嗽或打哈欠等均可诱发疼痛。

目前治疗上首选口服卡马西平或加巴喷丁，辅以维生素B族等神经营养药物治疗，在发病初期常能取得比较满意的临床疗效。但是随着疼痛的加剧，药物治疗常在数月或数年后疗效减弱。"显微血管减压术"和"舌咽神经选择性部分切断术"是目前常用的外科治疗方法，但因为是有创性治疗措施，部分患者难以接受。

除手术外，目前也采用"舌咽神经阻滞"或"经皮穿刺颈静脉孔射频"等微创方法进行镇痛治疗，由于其创伤小、副反应轻微，患者更加易于接受，并且可以重复进行。微创介入的适应证包括：

（1）药物治疗无效或不能耐受药物不良反应者。

（2）高龄或一般情况差，不能耐受微血管减压手术者。

（3）合并血管多发性硬化，以及部分手术治疗无效者。

（严欢）

No. 1656805

处方笺

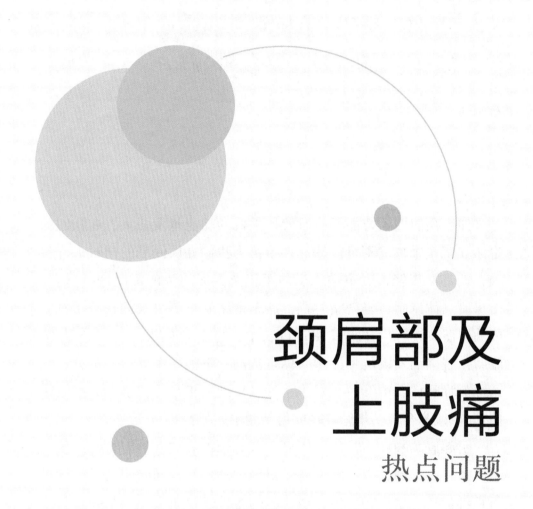

颈肩部及
上肢痛

热点问题

医师：＿＿＿＿＿＿＿＿＿＿

临床名医的心血之作……

颈椎病的鉴别

"低头族""手机党"的颈肩酸痛
到底是不是颈椎病？

如今我们进入智能手机时代，手机的功能越发强大，在我们的生活和工作中越发不可或缺。在手机为我们提供便利的同时，许多人，尤其是年轻人，也进入了与手机全天无间隙的深度捆绑状态：上班刷、休息刷、坐公交时刷，甚至走路骑车的时候都在看手机。成为"低头族""手机党"的时间长了，往往会感到脖子、肩膀甚至胳膊出现酸痛发沉的不适感，休息活动一下似乎可以得到缓解，但这样的症状还会继续卷土重来、反复出现。于是，很多人心里暗暗叫苦，"该不会自己年纪轻轻就得了颈椎病吧？"

引起肩颈酸痛症状的原因可不仅有颈椎病这一种。长时间使用手机时，头、颈、肩、肘保持相对固定的姿势，同时腕与手持续进行精细运动，这样颈、肩、肘、腕的各种骨骼肌肉结构都一直处于紧张状态，时间过长，这些结构就会发生劳损，产生无菌性炎症，刺激神经末梢并引起颈肩手腕的疼痛或是一侧性的头痛。此时我们将这样的状态称为"颈肩腕综合征"或"颈源性头痛"。如果后续仍不能及时采取防范措施，可能进一步导致颈椎骨质增生、颈椎间盘突出，导致相关神经、血管受到压迫，这时才是真正的"颈椎病"

（也称"颈椎综合征"）。诊断患颈椎病的人，通常除了单侧或双侧颈肩部、上臂、前臂、手部的麻木和疼痛外，有的人还会觉得行走不稳、手部精细动作困难、身上有束带样感觉，也有的人会伴头晕、恶心呕吐等不适。另外，颈肩酸痛还常见于"落枕"、颈肩部先天畸形等情况，也需要在诊断治疗的过程中逐一鉴别。

因此，如果因为长时间低头用手机引起了颈肩酸痛不适，首先需要做的是在平时的工作生活中记得经常抬头挺胸，间隔一定时间应起立活动放松颈、肩、腕和腰，避免过长时间向前屈曲颈椎。如果症状仍有加重或是确实担心自己患了颈椎病，需要到医院骨科的脊柱相关门诊就诊，请医生通过症状以及各项检查结果综合诊断并及时采取适当的治疗措施。

（蒋龙）

胳膊麻、痛，睡觉时一定要把手臂举过头顶，这是肩周炎吗？

常有一些中年人，发现自己出现了胳膊麻、痛、胀、无力症状，严重时甚至影响睡眠，但睡觉时把手臂举高，把手放到头顶上就能睡着了。他们常常以为自己得的是"肩周炎"，贴贴膏药、吃吃止痛片，但症状却总不见缓解。其实，这样的症状一般称为上肢放射性麻、痛，此时首先需要考虑的是颈椎问题。

上肢的放射性麻、痛、胀、无力往往说明患者的颈部脊神经根（脊神经从脊髓穿过脊椎骨的部分）受压迫或受刺激。并且，与多数肩周炎患者的肩关节活动受限症状不同，上肢神经受压的患者肩关节的活动并不受限，可以轻松将手举到头顶，此时由于颈神经根的张力降低，神经压迫得到一定解除，上肢麻、痛、胀等症状反而会有所减轻。颈椎问题导致颈部脊神经根受压的患者，除了感觉异常，通常还伴有上肢力量的下降，比如提不起重物、握力下降等。另外，当患者手下垂时间长了或提重物时，由于颈神经根受到牵拉，张力增加，症状常会加重。

如果出现了上述症状，不能盲目地自行诊断，需要到医院的骨科门诊就诊。医生可以通过特定的影像学等检查，结合临床症状等表现综合诊断。另外，如果的确是颈部脊神经根压迫，影像学检查还能帮助鉴别判断是椎间盘突出或椎间孔狭窄引起的压迫，还是源于神经根的神经鞘瘤等少见病因。只有明确了诊断，才能采取适当的治疗措施。多数颈椎病患者可以通过颈托、颈椎牵引结合口服神经营养药物获得较好的治疗效果。但对于症状严重、治疗后缓解不佳或是考虑肿瘤性疾病者，需要考虑尽早接受手术治疗。

（蒋龙）

颈椎病的康复

颈椎病的康复锻炼

颈椎病根据严重程度，康复锻炼的要求可能存在一定差异。总体而言，颈椎病的康复锻炼是非常重要的，它的根本目的是增加关节周围肌肉的力量，在关节活动时提供有力的保护，同时恢复颈椎正常向前突出的生理曲度。

每个关节都是有寿命、会磨损的，反复不恰当的关节活动，反而会造成关节疲劳，加速损伤和退化。因此，颈椎病患者的康复锻炼以静力性动作为主。

一些较轻的颈椎病，恢复了颈椎的生理曲度就可以对减轻症状大有裨益。通常建议这部分患者多多"仰望星空"，即头颈后仰、双眼上视，适当保持这样的状态一段时间，可以帮助颈椎恢复正常曲度。也可以俯卧，将头尽量后仰，锻炼帮助颈椎后仰肌肉的强度。

在头放正的位置上，可以适当左右转头，锻炼颈椎的旋转功能；需要者还可向下低头，锻炼颈椎前屈功能。睡觉的时候应避免枕头过高，还可以在睡前把枕头垫在脖子后方，保持头颈部向后仰的状态约 20 分钟后，再恢复枕头的正常位置入睡，这样也可在睡前帮助恢复颈椎的正常曲度。

　　以上就是对颈椎病患者康复锻炼的一般建议，但是由于每个患者疾病特点、严重程度各有不同，康复锻炼应该结合自己实际，且量力而行。若是因为盲目锻炼，导致了症状加重，那就得不偿失了。

（蒋龙）

颈椎病患者术后需要注意的保养小贴士

严重的颈椎病患者在经过审慎权衡后可能需要进行手术治疗。颈椎病手术的目的是减压和重建稳定：通过切除异常增生或突出的组织结构，解除对脊髓、颈神经根的压迫，再通过融合或非融合技术重建颈椎的稳定性。

在颈椎术后早期，由于手术创伤和颈椎周围肌肉功能恢复需要一定时间，通常要佩戴颈托保护颈椎，持续时间3~4周。期间除卧床休息外，一般坐起、下床活动等时间均需要戴好颈托。

无需佩戴颈托后，可以开始简单的颈部康复锻炼，逐渐恢复日常生活工作。在术后3~4个月，如果影像学复查证实术后恢复情况良好，就基本可以回归日常生活和工作了。

手术绝非颈椎病一劳永逸的治疗方法，颈椎病术后更需要积极预防颈椎病的复发。改正不良习惯，坚持健康生活远比药物、器械治疗更有效、更重要。颈椎病患者手术之前往往存在一定不良习惯，包括长时间保持低头状态，躺在床上看电视、手机、平板电脑等导致颈部长时间处于过度前屈状态的动作。对这样的不良习惯，一定要加以纠正，比如在保持这样的状态30~60分钟后，应该休息几分钟，并经常进行一些头颈部后仰动作，调整颈部肌肉张力，恢复颈椎生理曲度。

（蒋龙）

肩关节炎

肩痛，怀疑自己是肩周炎，但贴膏药，吃药效果都不好，怎么办？

很多中年人，尤其是中年女性，会出现肩部疼痛的症状，通常会自行诊断为"肩周炎"，在药店买了膏药贴剂、吃了一些"营养关节、壮骨"的药物，却没得到症状的缓解。

肩周炎，又称肩关节周围炎，根据美国运动医学协会的定义，肩周炎其实是一种"粘连性关节囊炎"，也就是肩关节肌肉、肌腱、韧带和关节囊等软组织发生了充血、水肿，多数患者为单侧发病，也有少数双侧同时出现。肩周炎是一种自限性疾病，一般情况下是有自愈倾向的，病程通常持续数月至两年。真正的肩周炎发病其实相对少，肩关节疾病中，发病率最高的是"肩袖损伤"，其次是"肩峰撞击征"和"肩关节不稳"。另外，肩部疼痛还需要与颈椎病进行鉴别。

肩周炎的多发年龄与肩关节产生严重退变的年龄相一致，50岁前后患者多见，因此该病也俗称"五十肩"，女性的发病率要高于男性。患者肩部通常有损伤史或有局部外固定史、受寒史、偏瘫史，但也可在无任何诱因下发病。

肩周炎的主要症状是肩关节疼痛、肌肉无力、活动受限。肩关节的疼痛是肩周炎最显著的症状，疼痛是持续存在的，夜间还会加重，甚至影响睡眠。肩关节的活动受限，在肩关节活动的各个方向上均可能出现，通常在外展、上举等动作时更为明显，日常活动如梳头、穿衣、洗脸等动作可能都难以完成。

虽然肩周炎的症状有一定特征性，但在临床上，其实有相当多的疾病，比如肩袖损伤、颈椎病、感染性肩关节炎、肿瘤、风湿性或类风湿性关节炎等都可能产生类似肩周炎的症状，因此到医院进行详细的影像学检查（如 X 线片、磁共振成像）以帮助明确诊断是至关重要的。

在治疗上，我们前面已经提到，肩周炎有自愈倾向，如果任其自然发展，疾病症状通常也会在加重到特定程度后逐渐缓解，但这一周期可能较长，过程中对患者生活可能影响较大。因此，肩周炎的治疗通常采用口服镇痛药、物理治疗、痛点局部封闭、按摩推拿等多种方式综合治疗，以缓解症状、加速康复。但是无论何种方式，治疗过程可能都需要持续相当长的时间，一定要坚定信心，坚持配合医生治疗。急性期应减少肩关节活动，必要时采取关节固定和镇痛措施；慢性期应积极加强肩关节功能恢复，避免肩关节功能恢复不全。

总而言之，肩痛不一定就是肩周炎引起的，一定要尽早就医，明确诊断。如果确诊了肩周炎，一定要树立信心，积极治疗恢复。切忌自行随意诊断，治疗中亦不可操之过急。

（蒋龙）

肩袖损伤

我撞了一下，医生说我肩袖损伤了，可我不想做关节镜，还有其他方法吗？

肩袖损伤是最常见的肩关节损伤。肩关节是人体活动度最大的关节，可以让上臂往几乎任意方向活动。而所谓肩袖指的是连接肩关节的两块骨头（也就是肩胛骨和肱骨头）的肌肉。肩袖起到了加强肩关节的力量、帮助上臂旋转的作用。当这些肌肉在过度使用、炎症或突然外力等作用下受到挤压、发炎，或出现部分或完全撕裂时就形成了我们所说的肩袖损伤。

通过患者症状及临床体格检查结果，医生就能比较容易地做出诊断，但有时也可能需要进行 X 线片、磁共振检查等帮助诊断。

诊断了肩袖损伤并不一定意味着必须做关节镜等手术。许多轻度损伤可以在休息辅助肩袖力量康复锻炼后得到缓解。如果疼痛较为严重，还可以口服镇痛药物缓解疼痛。

对于治疗后疼痛缓解不明显或是肩袖严重损伤的患者，才需要进一步考虑在肩袖上方腔隙（即医学所称"关节囊"）内注射激素或是通过手术进行修复。即使因为严重的肩袖损伤需要手术治疗，手术方式也需要根据损伤的类型综合判断。对慢性滑囊炎等患者可以切除增生的骨质减少疼痛，而严重的肩袖损伤（如肩袖肌群完全撕裂等）则需要手术修复。此时，如果能选择关节镜手术这样的微创手术方法，反而更利于减少创伤、加速康复，对必须手术的患者而言是更为有利的。

（蒋龙）

腕管综合征

最近老是手麻，医生说是腕管综合征，为什么会得这个病？

腕管综合征是医学史上最早发现的"周围神经卡压性疾病"。腕管之所以被称为"管"，因为它其实是腕部的神经和肌腱穿过手腕，从而到达手部的一条狭窄通道。这条通道由周围的肌腱、韧带和骨头等围成。腕管中穿过一条重要的周围神经，我们称之为"正中神经"，它掌管着拇指、食指、中指以及无名指的靠拇指一侧的感觉。腕管综合征就是由于正中神经在这一通道内被卡压而引起的。压迫可能来源于腕管内或周围的组织增生肿胀（如腕部骨、关节骨刺形成，韧带钙化等），或是围绕腕部的一圈纤维组织带增厚。腕管综合征很常见，尤其好发于 30~50 岁女性。它可能只影响一只手，也可两只手一同发病。

虽然仍有很多腕管综合征的发生不能找到明确的诱因，但是现在，腕管综合征获得了一个新俗名——"鼠标手"，也确实非常生动地提示了该疾病的一类重要致病因素。随着社会生活工作方式的急剧变化，许多人每天的工作都始终与键盘、鼠标为伴，在使用键盘、鼠标的过程中，通常伴有手腕过度伸展（即手腕向手背方向屈曲）、腕关节左右扭动、手腕密集而反复地过度活动，经年累月，会更容易导致腕管综合征的发生。出于同样的原因，一些职业，如钢琴家、吉他手、书法家、裁缝、木匠、理发师等，以及一些需要伸展手腕并反复用力运动的人，例如使用螺丝刀的工人等，患腕管综合征的风险都会增加。此外，在临床观察中还发现，孕妇，糖尿病、甲状腺功能减退、特定类型淀粉样变性或类风湿性关节炎患者，和长期暴露于震动环境（比如使用特殊动力工具）者患腕管综合征的风险同样会增加。

对长期使用键盘、鼠标工作的人来说，为避免使用姿势不当、关节劳损引发的腕管综合征，在使用过程中应保持手腕处于正中位，即手和前臂保持一条直线。手部可稍低于前臂而不是高于前臂，腕关节也不要背伸。键盘、鼠标最好放在相对较低的位置，以保持手的位置稍低于肘关节，还可在腕关节下垫支撑垫（如带腕部支撑的键盘、鼠标垫）。

（蒋龙）

腕管综合征只能手术治疗吗？
有其他治疗方法吗？

如前所述，腕管综合征是一种神经卡压综合征，为缓慢进展性疾病。如果不及时进行干预治疗，随着神经遭受卡压的时间越来越长，原本单纯的神经卡压继而导致肌肉等组织的缺血、痉挛、水肿，反过来进一步加剧神经的卡压，形成恶性循环，最终甚至可能导致神经纤维的不可逆损伤，造成手部感觉的减退和肌肉的失用性无力及萎缩。因此，及时发现、积极治疗对腕管综合征患者至关重要。

但是，腕管综合征的治疗方式远非手术一种，更不是一旦诊断腕管综合征就要开刀。在疾病的早期，可以采取许多非手术治疗措施，比如肢体局部的固定制动、口服非甾体类镇痛抗炎药物、口服神经营养药物、口服肌肉松弛药、神经阻滞治疗、物理治疗、腕管内注射激素等许多非手术措施都可以在疾病的早期缓解局部卡压的炎症反应，缓解相关症状。

但如果腕管综合征进展导致症状严重，比如手部麻木进展为难以缓解的持续性麻木、出现了肌肉的无力和萎缩，或是非手术治疗效果疗效较差，那此时切莫再犹豫，应积极配合手术治疗，以防神经在持久而严重的卡压下发生不可逆的病变。

腕管综合征的手术治疗方式通常为"神经卡压松解术"，即通过手术对压迫神经的组织结构进行剥离、疏通和松解，从而去除压迫、解除肌肉的挛缩、改善局部的血液循环，消除无菌性炎症，恢复病灶局部的静态与动态平衡，进而缓解或治愈疾病。该手术的传统术式即为切口很小的微创手术，术后患者恢复迅速，效果几乎立竿见影。随着显微技术、"以针代刀"及可视化技术（包括 B 超等）在手术中的应用，以往的高难度手术也有了许多新的选择，显著提升治疗效果，并在更大程度上避免了手术神经、血管损伤等并发症的发生。

（蒋龙）

No. 1656805

处方笺

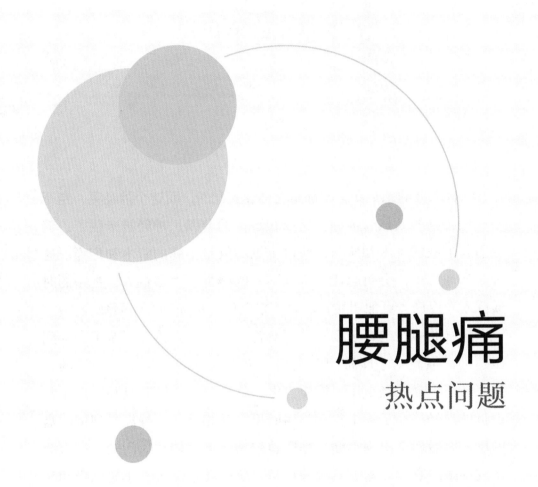

腰腿痛
热点问题

医师：_____

临床名医的心血之作……

腰椎间盘突出

什么是神经卡住？

人体下肢的感觉和运动都是受神经支配的，而这个神经呢，走行于我们腰椎的天然管道内。所以在腰椎的节段，神经被卡住了，就会引起下肢的麻木和疼痛，而最常见的就是小腿的麻木和疼痛。这种疼痛和麻木，会引起让人坐立不安的感觉。大多数人，走路的时候麻木和疼痛会更加明显，而躺下来以后，疼痛则会略微减轻。

腰椎的神经走行于腰椎的天然管道内，正常情况下是不会受到压迫的。但是由于腰椎间盘突出，突出的椎间盘会侵占管道的空间，从而引起神经卡压。简而言之，就是突出的椎间盘和原来正常走行的神经挤在了一个很小的房间里，互相挤压，神经受到椎间盘的压迫以后就会出现疼痛。当压迫较为严重，持续时间较长，就会出现小腿的麻木和坐立不安等症状。所以医生会说，小腿麻痛和坐立不安的症状是由于腰椎间盘突出引起的，其实就是突出的椎间盘卡住了腰椎的神经。

那么，如何明确小腿的麻木和疼痛是由于腰椎间盘突出造成神经卡压引起的呢？其实很简单，现在有很多影像学检查的手段，比如 CT 和 MRI 检查，这些检查不仅能看到骨骼和肌肉，还能看到突出的椎间盘和神经。做了腰椎的 MRI 或者 CT 检查以后，腰椎间盘突出压迫神经的问题就能在腰椎 CT 或者 MRI 的片子上被发现，再结合疼痛和麻木的部位，就可以明确小腿的麻痛是不是由于腰椎间盘突出压迫神经引起的了。

　　腰椎间盘突出造成神经卡住的问题如果不是特别严重，可以通过保守治疗来解决。可以使用一些消炎镇痛的药物和消除水肿的药物，来减轻神经被卡住以后出现的疼痛和麻木症状。也可以通过卧床休息来进行保守治疗。平时可以佩戴腰托，每天佩戴的时间不超过 3 个小时，这种方法也能缓解腰椎神经卡压引起的下肢疼痛和麻木。但是如果神经卡压较为严重，通过药物治疗并不能明显缓解，影响行走和生活，这个时候就需要通过手术去解决腰椎间盘突出引起的神经卡压了。

（韩奇）

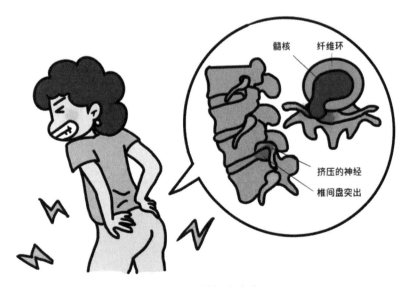

图 1　腰椎间盘突出

腰腿痛的患者什么时候需要手术，
可以微创吗，有哪些选择？

　　腰腿痛的患者什么时候需要手术？并非所有腰腿痛的患者都需要通过手术来治疗，当门诊接诊到腰腿痛的患者时，医生一般会让患者做腰椎磁共振（MRI）或者 CT 检查。如果 MRI 或者 CT 显示有明显的腰椎间盘突出或者腰椎椎管狭窄压迫到了神经，明确腰腿痛确实是由于腰椎神经卡压引起的，就有可能需要手术治疗。

　　腰腿痛的患者通常在几种情况下是需要手术治疗的。首先，腰腿痛的患者经过规范的保守治疗 3 个月，其疼痛或者麻木的症状并没有得到改善，就需要进行手术治疗。其次，如果患者出现走不远的情况，走一段路，就必须休息一下，这种情况也需要手术治疗。第三种情况，就是当腰腿痛的患者出现了大小便失禁，那么这种情况也是必须接受手术治疗的，而且需要急诊手术进行治疗。第四种情况，就是患者的腰腿痛急性发作，影响走路，经过短暂的保守治疗，疼痛较为严重，无法缓解，可以考虑通过手术治疗来改善患者的腰腿痛。

　　随着医疗技术的革新，腰腿痛患者已经可以通过微创手术来改善疼痛。在术前医生会对患者的腰椎 MRI 或者 CT 检查以及 X 线片检查结果进行判断，如果没有明显的腰椎滑脱或者腰椎不稳，大部分情况下都是可以通过腰椎的微创手术来摘除突出的腰椎间盘，从而改善腰腿痛的。

腰椎的微创手术，主要是通过腰椎的椎间孔镜技术来完成的。手术需要通过将椎间孔镜放置到患者椎管内腰椎间盘突出的位置。在内镜直视下，摘除突出的腰椎间盘髓核组织，对于卡压的神经进行减压，就可以完成腰腿痛患者的微创手术治疗。

除了腰椎微创手术之外，腰腿痛的患者还可以通过腰椎后路的开放手术来完成治疗。在手术的过程中，通过椎管的减压，从而达到彻底解决神经压迫的问题，也就能改善腰腿痛了。有时候手术的过程中，要在腰椎骨头上置入钉子和钉棒进行固定，从而维持手术后腰椎的稳定性。对于一些严重的腰椎管狭窄、腰椎滑脱或者腰椎间盘突出伴有不稳定的患者，都需要通过腰椎后路的开放手术来解决腰椎神经压迫引起腰腿痛的问题。

（韩奇）

椎间盘减压术前后要做些什么呢?

当决定做腰椎间盘减压术以后,术前需要做一些准备工作。首先要再次确认腰腿痛或者下肢的麻木是不是由于腰椎间盘突出或者椎管狭窄压迫神经引起的。其次,要明确做腰椎间盘减压术是否有手术指征。因此,在术前,必须先要做腰椎磁共振(MRI)、CT以及腰椎的X线片检查。通过这些检查,来明确腰椎间盘是否存在突出并且压迫神经的情况,进而和下肢疼痛、麻木的区域进行对比。如果突出位置压迫了神经,引起下肢相应区域的疼痛和麻木,那么就可以考虑做腰椎间盘减压术了。腰椎CT检查还可以帮助了解手术区域是否存在增生和钙化的情况,有助于术前手术难度的估计和手术范围的判断。对于一些通过腰椎磁共振和CT不能明确判断腰椎间盘病变的明确部位的患者,需要通过腰椎椎管内造影,或者腰椎诊断性神经阻滞来明确腰椎间盘突出压迫神经的部位,从而在手术前制订相应的手术方案。对于患者来说,术前还要准备好一个合适的腰托,在腰椎间盘减压术后进行佩戴。

腰椎间盘减压术后的前两天一般以卧床休息为主。在医生的指导下,可以在床上佩戴好腰托,适当下地行走。一般建议,在躺着的情况下佩戴好腰托,通过侧身下床的方式下地行走,尽量减少腰椎在体位改变时的负荷。术后第二天起，可以在医生的指导下进行腰背部肌肉力量的恢复性训练。可以通过做五点支撑的训练来逐渐恢复腰椎旁肌肉的力量。腰椎间盘减压术后的恢复是个漫长的过程，需要根据患者术后的恢复情况，有针对性地指导患者卧床休息或者功能锻炼。腰椎间盘减压术后腰托的佩戴一般需要 3 个月的时间，佩戴的要求一般建议每天不超过 3 个小时，随着康复的进程，每天逐渐减少腰托佩戴的时间，从而避免由于长期佩戴腰托导致的腰椎肌肉萎缩。

腰椎术后即使恢复良好，也需要定期复查腰椎磁共振。一般建议在手术后的半年至一年的时间内做腰椎磁共振检查，来了解腰椎术后椎管内神经卡压的情况以及金属植入物的情况。

（韩奇）

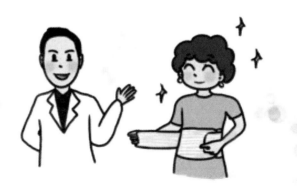

图 2　戴好腰托

腰椎间盘突出微创手术后
还会复发吗，可以再次手术吗？

　　腰椎间盘突出接受了微创手术以后，大部分情况下是不会复发的。但是，由于微创手术创伤小，一般不会进行内固定的治疗来稳定腰椎。因此，腰椎的活动可能会造成腰椎间盘再次突出，压迫神经，也就是我们所说的术后复发。腰椎间盘突出接受了微创手术以后的第 1~2 周是术后复发最常见的时间段。由于手术以后腰椎纤维环的破口无法闭合，在不恰当的活动时，或者腹部压力增高的情况下，比如排便用力、咳嗽、打喷嚏等情况都会造成腰椎间盘髓核再次突破纤维环的破口，掉到椎管内，再次对腰椎神经造成压迫。这种所谓的再次突出，也就是腰椎间盘突出的微创手术术后复发。

　　腰椎间盘突出的微创手术术后复发可以再次手术么？答案是肯定的。腰椎间盘微创术后，由于手术对于组织的创伤不大，且没有内固定的存在。因此微创术后是可以通过再次手术来治疗的。手术方式既可以选择再次微创手术，也可以选择开放手术。方案的选择主要通过腰椎磁共振或者 CT 检查，明确此次病变的情况以后再进行制订。

（韩奇）

做了腰椎内固定手术以后，
还是很痛，应该怎么办？

做了腰椎内固定手术以后，还是很痛怎么办？首先，应该到医院进行复诊，做腰椎 MRI 或者 CT 检查，明确腰椎术后的情况。在明确腰椎手术成功的情况下，一般医生会给予药物治疗和健康指导。部分腰椎内固定手术以后恢复缓慢的患者，通过一系列的保守治疗，可以恢复正常，疼痛明显减轻。但是，如果疼痛还是很明显，并没有得到有效缓解，建议可以直接去疼痛科就诊。疼痛科医生有着丰富的应对腰椎内固定手术后仍然疼痛的经验。

腰椎术后的疼痛主要分两类，一类是以腰背部为主的疼痛。这种疼痛往往要考虑腰椎小关节的问题或者腰背部肌筋膜炎引起的疼痛，抑或是腰椎内置物引起的不适。疼痛科医生可以在超声引导下进行脊神经后内侧支的脉冲射频治疗，对于很多腰椎内固定术后的疼痛，都能起到缓解疼痛的作用。还可以合并采用超声引导下腰椎椎旁肌筋膜松解的治疗，以缓解腰椎内固定手术以后腰背部肌肉紧张所引起的疼痛，改善血液循环，促进神经修复，从而达到治疗目的。腰椎内固定手术以后的疼痛，有些情况下还和骶髂关节有关。因此，腰椎内固定手术后仍有明显腰背部疼痛的患者，需要通过骶髂关节的检查判断疼痛是否与骶髂关节有关。此时可以做骶髂关节MRI 或者 CT 检查。明确骶髂关节有病变后，可以到疼痛科在超声引导下进行骶髂关节的神经阻滞治疗，来进一步帮助明确诊断。如果确定是骶髂关节病变引起的疼痛，可以针对骶髂关节进行进一步的治疗，从而缓解患者的疼痛。

另一类是下肢的疼痛。在腰椎术后，原本期望改善的下肢疼痛并没有得到缓解，这个时候就需要进行进一步检查，尤其是腰椎 MRI 和 CT 检查，观察一下有没有神经压迫的情况，或者手术中是否有部分软组织或者骨块切除不完全，压迫到了神经，根据压迫神经的情况决定是否再次进行手术。如果腰椎神经受压的情况不严重，可以使用超声引导下神经阻滞的方法尝试改善疼痛。还可以采用超声引导下脉冲射频的方式去做腰椎神经根的脉冲射频治疗，这种方法对于部分腰椎内固定手术以后还残留下肢疼痛的患者，有很好的治疗作用。

（韩奇）

腰椎间盘突出手术后，
选择哪些锻炼方法有帮助？

腰椎间盘突出手术后需要做一些锻炼来帮助早日康复。但在做运动康复锻炼时，需要在专业的医生指导下进行。不然，可能会使病情加重或者椎间盘再次突出，甚至有再次手术可能性。

首先，腰椎间盘手术后需要一段时间的卧床休息与静养，不宜过早地进行运动，避免加重病情。一开始可以在医生的指导下，在床上佩戴好腰托的情况下适当地下地行走。对于年龄较大或者行走有困难的患者，可以在家属搀扶下行走。

一段时间后，患者可以在医生的指导下做飞燕运动、臀桥运动、平板支撑等，这些运动可以帮助加强腰背部的肌肉力量，减轻腰背部的疼痛。

飞燕运动锻炼方法是强化腰背部肌肉最有效的方法之一。但是需要根据患者不同年龄、性别来选择飞燕运动的持续时间以及强度。首先需要患者俯卧在床上，然后头、胸向前抬，同时将两条腿绷直向上抬起，使头、胸和两条腿离开地面，双手向前上方或者后上方平展，像燕子飞行的运动。对于腰椎间盘突出手术后的患者，做飞燕运动的强度可以偏低，随着运动的熟练、腰背部肌肉的强化，适当增加运动的强度，每次维持 3 秒左右，一般不超过 5 秒，一般每组 5~10 次，每天做两组。锻炼的时候注意量力而为。

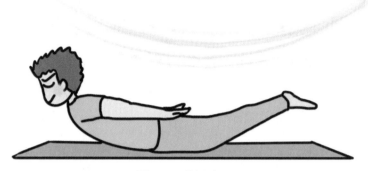

图 3　飞燕运动

臀桥运动锻炼方法。首先让患者仰卧在床上，双手放在身体两侧保持躯干稳定，双侧脚掌落地支撑，头部微收，下巴尽量收紧。起身时，臀大肌内收夹紧，然后骨盆后倾，并逐步将腰椎抬起，进而将整个肩胛骨抬离地面，最后只剩下双肩和双足在支撑。继续拱腰，用腰向上顶，然后慢慢地控制回落，恢复到起始的状态。

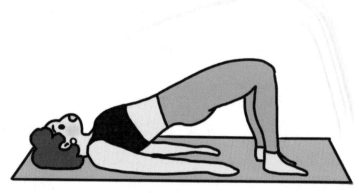

图 4　臀桥运动

　　平板支撑是一种类似于俯卧撑的锻炼方法，但无需上下撑起运动。患者首先采用俯卧位，双肘弯曲支撑在地面上，双脚脚趾点地，身体离开地面，躯干伸直，头部、肩部、胯部和踝部保持在同一平面，腹肌收紧，腰背肌收紧，保持均匀呼吸。在锻炼时主要呈俯卧姿势，身体呈一线保持平衡。平板支撑可以有效地锻炼腰背部和腹部肌群，是训练核心肌群的有效方法。每组保持 30~60 秒，每次训练 4 组。

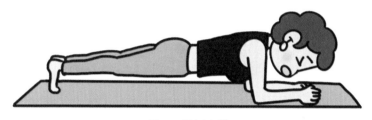

图 5　平板支撑

（韩奇）

髋关节疾病

站立及行走髋部及大腿就会痛，早晨穿袜子、系鞋带都不行，到底是腰还是腿出了问题？

站立及行走髋部及大腿就会痛，早晨穿袜子、系鞋带都不行，这种情况一般不是腰椎疾病引起的，大部分时候是由于髋关节的病变或者骶髂关节的病变引起的。

髋关节的病变较为常见的有髋关节炎、髋关节急性损伤和股骨头无菌性坏死。髋关节是由股骨头与骨盆的髋臼相对构成的关节。髋关节炎是指由于髋关节面长期慢性劳损，长期受不均衡负荷影响，导致关节软骨变性或骨质结构改变等一系列表现的骨关节炎性疾病。其主要症状为臀外侧、腹股沟等部位的疼痛，可放射至大腿及膝关节。甚至出现关节肿胀、关节积液、软骨损伤、骨质增生、关节变形、髋的内旋和伸直活动受限、行走不能，甚至卧床不起等。其次髋关节急性损伤后也可立即出现髋关节疼痛、肿胀、跛行等，也会引起髋部及大腿疼痛。

股骨头坏死的病因有两种，一种是在股骨颈骨折复位不良的愈合过程中，股骨头血供缺乏，之后逐渐坏死，坏死一般发生在患者骨折愈合负重行走之后。另一种是骨组织自身病变，如慢性酒精中毒或使用糖皮质激素后引起的骨坏死。股骨头坏死最常见的症状就是疼痛，疼痛的部位是髋部、大腿近侧，可放射至膝关节。疼痛往往表现为持续痛以及静息痛，后者也就是休息状态下的疼痛。患者会出现髋部活动受限，特别是旋转活动受限，同时伴有跛行出现。

骶髂关节的病变包括骶髂关节炎、强直性脊柱炎等。这些疾病主要的特点是由于骶髂关节的炎症，导致腰骶部疼痛，可以放射至大腿，但一般不超过膝关节。

由于髋关节的病变以及骶髂关节的病变都会引起髋部和大腿的疼痛，并且由于髋关节活动受到限制，而穿袜子、系鞋带等动作需要屈曲髋关节，就会造成疼痛加重。因此出现站立及行走时髋部及大腿痛，早晨穿袜子或系鞋带都不行的情况，一般是腿出了问题，更具体地说就是髋关节的病变或者骶髂关节的病变引起的。

（韩奇）

得了股骨头坏死是不是都要手术治疗？

股骨头坏死是一种髋关节病变，其症状和体征多种多样。股骨头坏死疼痛出现的时间和发作的程度也因人而异。股骨头坏死的症状主要是髋关节疼痛、活动受限，许多髋关节疾患都可以出现这样的症状。也就是说，难以通过患者的主观症状和临床查体做出股骨头坏死的诊断。股骨头坏死的患者，可以出现"4"字试验阳性，我们平时可以通过跷二郎腿这个动作来测试，如果端坐跷二郎腿的过程中出现了髋部的疼痛，就要高度考虑是髋关节的病变引起的，而其中首先要明确的就是是否患有股骨头坏死。

来到医院，医生一般会开具检查。X线检查可以确定病变的范围，排除骨的其他病变，具有简单、方便、经济和应用范围广泛等优点，是股骨头坏死的基本检查方法。而髋关节MRI检查可早期发现骨坏死灶，能在X线和CT检查发现异常前做出股骨头坏死的诊断。

股骨头坏死最常见的症状就是疼痛，疼痛的部位是髋关节、大腿近侧，可放射至膝部，髋部活动受限，特别是旋转活动受限，严重的患者可以出现跛行。

得了股骨头坏死是不是都要手术治疗？并不是。早期股骨头坏死可以先尝试保守治疗。首先，患者需要在生活中采取保护性的措施，比如避免负重、避免撞击和冲击负荷活动。建议患者使用拐杖，可以帮助有效缓解疼痛，但不建议使用轮椅。药物治疗，建议联合使用抗凝剂、纤溶增强药物、血管扩张剂和降脂药物，也可以联合使用抑制破骨细胞形成的药物和增加成骨的药物。这些药物中，有些可以帮助缓解疼痛，有些可以帮助延缓股骨头坏死的进展。物理疗法也是股骨头坏死常用的保守治疗方法，物理疗法包括体外冲击波、电磁场和高压氧疗法等，可以缓解疼痛并延缓股骨头坏死的进展。

但是当股骨头坏死进展到一定的程度，保守治疗无效，严重影响行走和生活的时候，手术就是必要的治疗手段了。

所以，并非所有的股骨头坏死都需要手术治疗。早期可以先尝试保守治疗，当保守治疗无效时，需考虑手术治疗。

（韩奇）

No. 1656805

处方笺

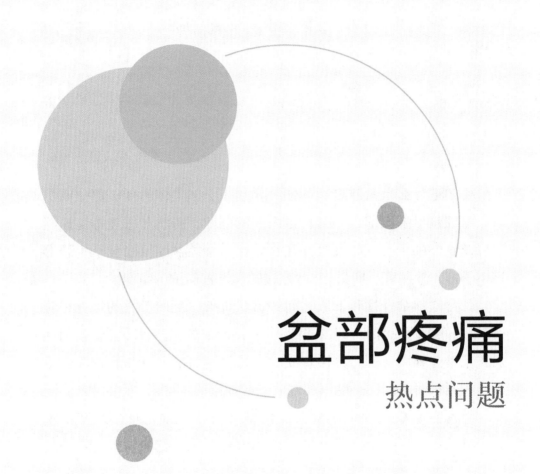

盆部疼痛
热点问题

医师： _____

临床名医的心血之作……

慢性盆腔痛

什么是慢性盆腔痛？

要知道什么是盆腔痛，首先要介绍一下，人体的什么部位叫盆腔。盆腔位于下腹部，是指骨盆内部的空腔，膀胱和尿道等泌尿器官以及女性的子宫、卵巢等都在盆腔内。女性盆腔范围包括生殖器官（子宫、输卵管、卵巢）、盆腔腹膜和子宫周围的组织。

骨盆是连结脊柱和下肢之间的盆状骨架，是由后方的骶、尾骨（脊柱最低的两块骨）和左右两髋骨连接而成的完整骨环。骨盆因性别、年龄差异而不同。男性直立时，骨盆两髂前上棘和耻骨联合位于同一冠状面内；在女性，其髂前上棘前倾约1厘米。

骨盆有明显的性别差异，女性骨盆与孕育胎儿及分娩密切相关。总结如下：①女性骨盆较男性小而轻；肌、腱和韧带附着处的标志不及男性明显；骶骨底，耳状面和髋臼都较小，耻骨联合也较宽而短。②女性骨盆上口、下口的横径与矢径的绝对值比男性大；因女性的耻骨体与耻骨嵴较长，故髋臼至耻骨联合的距离比髋臼本身的直径大；女性耻骨弓的夹角约为90°或更大些，而男性为70°~75°；女性的坐骨结节稍翻向外侧，坐骨大切迹的夹角较大，因而尾骨更偏向后方，骶骨的嵴也不及男性显著。③女性骨盆的假骨盆较宽，髋臼窝较浅，两侧髋臼间的距离较大，闭孔略呈三角形；

整个骨盆较短而宽。

慢性盆腔痛多见于女性，是一种常见、症状明显且治疗烦琐的疾病，严重影响着女性的生殖健康及生活质量。但是，由于关于慢性盆腔痛诊治的证据有限，目前尚无医学界公认的指南。针对妇产科病因为主的患者，美国妇产科医师协会（ACOG）于 2020 年 3 月在《女产科》(*Obstetrics & Gynecology*) 杂志上首次发表了《慢性盆腔痛指南》，用于规范和促进妇产科医生对慢性盆腔痛的诊治。

ACOG 建议将慢性盆腔痛定义为源自盆腔器官 / 结构的疼痛，且持续时间超过 6 个月。它通常与负面的认知、行为、性和情感后果以及与下尿路、肠道、盆底、肌筋膜或性功能和妇科功能障碍的症状有关。（如果周期性盆腔痛同时具有明显的认知、行为、性和情感后果，则也被认为是慢性盆腔痛的一种形式。）慢性盆腔痛的机制目前尚不明确，最近的证据支持中枢敏化在永久性慢性疼痛综合征中的重要性。

附注：ACOG 指南对一些临床考虑给出了建议

1. 慢性盆腔疼痛患者的初始评估是什么？

建议详细的病史和体格检查，尤其是腹部和盆腔神经肌肉骨骼的检查，以评估慢性盆腔疼痛。体格检查时如果盆底肌肉压痛和腹壁压痛能够再现患者的疼痛，则增加了神经肌肉骨骼造成慢性盆腔痛的可能性。

2. 如果怀疑有非妇科病因，应进行哪些评估？

对导致慢性盆腔疼痛的常见非生殖疾病的评估筛查应包括间质性膀胱炎或疼痛性膀胱综合征、肠易激综合征、憩室炎和合并的情绪障碍（抑郁、焦虑）。

3. 盆底物理治疗、认知行为治疗和性治疗在治疗慢性盆腔痛中的作用?

慢性盆腔疼痛和相关的性交困难通常源自于肌筋膜和社会心理原因的综合作用，这两种情况都应在治疗计划中加以解决。建议单独或联合进行盆底物理治疗、性治疗或认知行为治疗，以治疗肌筋膜和社会心理病因以及其导致的慢性盆腔疼痛和相关性交困难。

4. 神经性药物在治疗慢性盆腔痛中起什么作用?

基于它们对其他神经性疼痛综合征的有效性，建议对患有神经性慢性盆腔痛的患者使用 5- 羟色胺 - 去甲肾上腺素再摄取抑制剂（SNRIs）。

5. 阿片类镇痛药在治疗慢性盆腔痛中起什么作用?

尽管阿片类药物在急性疼痛的治疗中有作用，但对于慢性盆腔痛，应首选非药物和非阿片类药物治疗。因为阿片类药物治疗会导致对潜在的病因的忽视，增加药物不良反应、耐受性或药物过量的风险，并可能导致阿片类药物的依赖性。

6. 什么时候适合让疼痛专家参与治疗或转诊进行慢性盆腔痛的多学科照护?

转诊给疼痛医学专家是女性慢性盆腔痛多学科治疗的一部分。咨询或转诊至多学科照护的时间应根据患者情况的复杂程度、主要临床医生的专业知识和资源的可用性而个性化订制。

7. 程序化治疗在治疗慢性盆腔痛中起什么作用?

对于肌筋膜病因的慢性盆腔痛，程序化治疗可以与其他方式结合使用。建议单独使用触发点注射生理盐水、麻醉剂、类固醇或阿片类药物或与其他治疗方式结合使用，以改善肌筋膜慢性盆腔痛患者的疼痛和功能。各种来源的肉毒杆菌毒素注射对肌筋膜疼痛综合征的价值尚无定论。仅有有限的证据支持在慢性盆腔痛的治疗中使用腹腔镜宫骶神经消融术和骶前神经切除术。

8. 补充、替代和中西医结合治疗在慢性盆腔痛中的作用是什么?

需要来自随机试验的数据来评估针对其他慢性疼痛疾病研究的补充和中西医结合疗法对慢性盆腔痛是否有效。但是,基于有益于非妇科慢性疼痛治疗的证据,可以考虑针灸和瑜伽来治疗肌肉骨骼病因引起的慢性盆腔疼痛。

9. 腹腔镜粘连松解在慢性盆腔痛的治疗中起什么作用?

不建议常规使用腹腔镜粘连松解治疗慢性盆腔痛。排除子宫内膜异位症、子宫腺肌病和附件疾病等妇科病因后,腹腔镜粘连松解术无助于治疗慢性盆腔痛。但是,粘连松解在特定情况下有一定的作用,例如松解肠粘连和束缚子宫的粘连。

（王华）

怎么会得慢性盆腔痛?

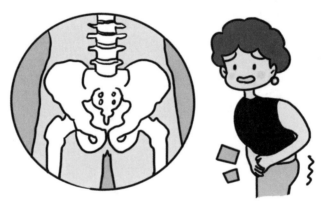

图6　慢性盆腔痛

慢性盆腔痛是一种非常折磨人的常见复杂病征,部分病例可以明确病因,比如子宫内膜异位症、盆腔炎性疾病、盆腔粘连、盆腔静脉淤血综合征、盆腔占位等。盆腔腹膜发生的炎症,可局限于一个部位,也可以几个部位同时发生,可分为急性和慢性两种。导致慢性盆腔疼痛的常见非生殖疾病的评估筛查应包括间质性膀胱炎或疼痛性膀胱综合征、肠易激综合征、憩室炎和合并的情绪障碍(抑郁、焦虑)等。相当数量的患者病因很难明确。患者常因持续发展的症状、大范围的重复检查以及现有医学不能有效地进行诊断和治疗而感到痛苦,甚至继发心理疾患。

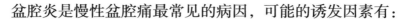

盆腔炎是慢性盆腔痛最常见的病因，可能的诱发因素有：

（1）产后或流产后感染

分娩后产妇体质虚弱，宫颈口因有恶露流出，未及时关闭，宫腔内有胎盘的剥离面，或分娩造成产道损伤，或有胎盘、胎膜残留等，或产后过早有性生活，病原体侵入宫腔内，容易引起感染；自然流产、药物流产过程中阴道流血时间过长，或有组织物残留于宫腔内，或人工流产手术无菌操作不严格等均可以发生流产后感染。

（2）宫腔内手术操作后感染

如放置或取出宫内节育环、刮宫术、输卵管通液术、子宫输卵管造影术、宫腔镜检查、黏膜下子宫肌瘤摘除术等，由于术前有性生活或手术消毒不严格或术前适应证选择不当，手术后急性感染发作并扩散；也有的患者手术后不注意个人卫生，或术后不遵守医嘱，同样可使细菌上行感染，引起盆腔炎。

（3）经期卫生不良

若不注意经期卫生，使用不洁的卫生巾和护垫，经期盆浴，经期性交等均可使病原体侵入而引起炎症。

（4）邻近器官的炎症直接蔓延

最常见的是阑尾炎、腹膜炎时，由于它们与女性内生殖器官毗邻，炎症可以通过直接蔓延，引起盆腔炎症；患慢性宫颈炎时，炎症也可通过淋巴循环，引起盆腔结缔组织炎。

（5）其他

慢性盆腔炎的急性发作等。

看病时可能涉及的检查和注意事项有：

（1）分泌物直接涂片

取样可为阴道、宫颈管分泌物，或尿道分泌物，或腹腔液（经后穹隆、腹壁，或经腹腔镜获得），做直接薄层涂片，干燥后以美蓝或革兰染色。凡在多形核白细胞内见到革兰阴性双球菌者，则为淋病感染。因为宫颈管淋菌检出率只有 67%，所以涂片阴性并不能除外淋病存在，而阳性涂片是特异的。沙眼衣原体的镜检可采用荧光素单克隆抗体染料，凡在荧光显微镜下观察到一片星状闪烁的荧光点即为阳性。

（2）病原体培养

标本来源同上，应立即或在 30 秒内将其接种于 Thayer–Martin 培养基上，置 35℃温箱培养 48 小时，进行细菌鉴定。新的相对快速的衣原体酶测定代替了传统的衣原体的检测方法，也可用哺乳动物细胞培养进行对沙眼衣原体抗原检测，此法系酶联免疫测定。

细菌学培养还可以得到其他需氧和厌氧菌株，并作为选择抗生素的依据。

（3）后穹隆穿刺

后穹隆穿刺是妇科急腹症最常用且有价值的诊断方法之一。通过穿刺，所得到的腹腔内容或子宫直肠窝内容，如正常腹腔液、血液（新鲜、陈旧、凝血丝等）、脓性分泌物或脓汁，都可使诊断进一步明确，穿刺物的镜检和培养更属必要。

（4）超声检查

主要是 B 型或灰阶超声扫描、摄片，这一技术对于识别来自输卵管、卵巢及肠管粘连一起形成的包块或脓肿有 85% 的准确性。但轻度或中等度的盆腔炎很难在 B 超影像中显示出特征。

（5）腹腔镜检

如果不是弥漫性腹膜炎，患者一般情况尚好，腹腔镜检可以对盆腔炎或可疑盆腔炎以及其他急腹症患者施行，腹腔镜检不但可以明确诊断和鉴别诊断，还可以对盆腔炎的病变程度进行初步判定。

（6）男性伴侣的检查

这有助于女性盆腔炎的诊断。可取其男性伴侣之尿道分泌物做直接涂片染色或培养淋病双球菌，如果发现阳性，则是有力的佐证，特别在无症状或症状轻者。或者可以发现有较多的白细胞。

附注：常见慢性盆腔痛相关的内脏系统疾病所致慢性盆腔疼痛涉及女性生殖系统、胃肠道和泌尿系统。内脏器官痛觉感受器受扩张、缺血和炎症反应导致内脏疼痛。内脏感觉神经分布不均，中枢神经系统传导分散，因而内脏疼痛通常表现为弥漫性，难以准确定位，疼痛时往往伴有出汗、生命体征异常和胃肠道不适等自主神经症状，容易造成误诊或漏诊。

（1）妇科相关疾病：导致慢性盆腔疼痛的妇科疾病主要有子宫腺肌病、子宫内膜异位症、慢性盆腔炎症、慢性子宫内膜炎、子宫平滑肌瘤、残留卵巢综合征、盆腔粘连、外阴炎、会阴部疼痛、盆腹部手术史等。

子宫腺肌病与子宫内膜异位症是慢性盆腔疼痛的主要原因之一，主要发病机制是子宫内膜种植学说和在位内膜决定论。致痛原因复杂，与神经纤维的密度和数量密切相关，也与局部炎症细胞因子如白介素 –8、白介素 –6、前列腺素 E2 和淋巴细胞浸润及间皮细胞增生有关。

慢性盆腔炎症和慢性子宫内膜炎多因急性炎症未彻底治愈，或患者免疫力低下所致。病因主要包括宫腔内操作及性卫生不良导致上行感染、邻近器官感染蔓延、继发于下生殖道感染等。疾病迁延不愈，病情顽固，往往反复发作，病程常超过 6 个月。

子宫平滑肌瘤是女性生殖系统最常见的良性肿瘤，疼痛主要因子宫对周围盆腔脏器压迫而导致，呈坠胀感。肌瘤红色变性、浆膜下肌瘤扭转、黏膜下肌瘤刺激子宫收缩、绝经后子宫肌瘤萎缩均可造成子宫肌瘤缺血、变性而引起疼痛，疼痛可呈持续性或间歇性发作。

残留卵巢综合征是子宫切除时保留双侧或单侧卵巢后出现的盆腔疼痛症状，多合并盆腔包块。主要原因与手术粘连有关，卵巢粘连于阴道残端或包裹于盆底粘连组织内，排卵后黄体血肿形成膨胀性肿块，呈持续性或间歇性下腹疼痛，疼痛可向腰部和下肢放射，有时伴有性交痛。

盆腔粘连多因术后或炎症状态下腹膜对损伤的过度修复反应，腹膜纤维化或纤维化过程中对周围器官产生牵拉，传导中枢神经系统出现对应支配区域的疼痛。

外阴炎和会阴部疼痛的主要原因与创伤后神经卡压综合征、慢性会阴部疾病等有关，多见于青年女性，手术、感染和过度劳累是主要的诱发因素。

盆腔手术史与慢性盆腔疼痛密切相关，手术缝合和组织愈合后盆腔解剖结构改变，导致膀胱、圆韧带和邻近结构粘连。盆腔手术后，神经束损伤相关的肌筋膜痛和切口处神经瘤形成，也可能是盆腔术后慢性盆腔疼痛的原因。

盆腔淤血综合征是盆腔静脉功能不全相关的慢性盆腔疼痛表现形式，目前的证据不足以判定两者之间的因果关系，其定义、诊断标准不尽相同。通常认为，盆腔局部中小静脉血管缺乏瓣膜等因素，近心端静脉内压力升高导致血液回流不畅，引起静脉远心端或侧支静脉迂曲扩张，症状多为下腹部和盆腔坠痛、低位腰背部疼痛、深部性交疼痛、月经量和（或）白带增多等症状。

（2）胃肠道相关疾病：

溃疡性结肠炎（UC）常见于青壮年期，我国的发病高峰年龄为20~49岁，临床表现为持续或反复发作的腹泻、黏液脓血便伴腹痛、里急后重和不同程度的全身症状，病程多在4~6周以上。可有皮肤、黏膜、关节、眼部、肝胆等肠外表现。黏液脓血便是溃疡性结肠炎最常见的症状。结肠镜检查并黏膜活检是溃疡性结肠炎诊断的主要依据。

克罗恩病（CD）最常发生于青年期，我国的发病高峰年龄为18~35岁，临床表现呈多样化，包括消化道表现、全身性表现、肠外表现和并发症。消化道表现主要有腹泻和腹痛，可有血便；全身性表现主要有体质量减轻、发热、食欲不振、疲劳、贫血等，青少年患者可合并生长发育迟缓；肠外表现与溃疡性结肠炎相似。

肠易激综合征多表现为明显的腹痛症状伴排便次数增多，排便后腹痛症状明显减轻，肠镜与生化检查多无明显异常。发病机制不明，应用解痉止泻、促进胃肠蠕动等药物治疗后，仍有部分患者症状得不到改善，从而影响正常生活，降低生活质量。

（3）泌尿系统疾病：

复杂性尿路感染是指患有尿路感染，同时伴有获得感染或者治疗失败风险的合并疾病，如泌尿生殖道的结构或功能异常。表现为尿频、尿急、尿痛等，诊断标准为尿细菌培养阳性，并至少合并其他诱发因素，如留置导尿管、梗阻性尿路疾病、神经源性膀胱、结石等。复杂性尿路感染临床治愈率低、易复发，治疗不及时或诱发因素不解除容易演变为慢性尿路感染。慢性或复杂性尿路感染所诱发的盆腔疼痛多与尿路致病性大肠埃希菌的脂多糖有关，与细菌本身和炎症无关。排尿功能障碍、继发的焦虑和抑郁也参与慢性疼痛的形成。

膀胱疼痛综合征和间质性膀胱炎（BPS/IC）的主要表现除尿频、尿急、尿痛外，突出表现为盆底疼痛及性交痛，尤以下坠性、放射性钝痛为著。美国泌尿外科学会（AUA）及尿动力学和女性泌尿学会（SUFU）曾将其定义为一种与排尿相关的不适感（疼痛、压迫感、憋胀），病程大于 6 周，尿频和疼痛是诊断的两大重要指标。确诊须依赖典型临床症状及膀胱镜和病理学检查结果。

尿道憩室多发于成年女性，少数为先天性，病变多位于尿道后壁。表现为泌尿系感染症状，以排尿或性交困难、疼痛症状较为常见。

（王华）

怎么样治疗慢性盆腔痛？

　　虽然慢性盆腔痛的病因诊断难度很高，但依然是合理治疗的大前提，如诊断出现方向性错误，一切治疗都可能是南辕北辙。对以慢性盆腔疼痛为主诉者，应详细询问疼痛的性质、持续时间、与月经周期的关系以及与体位的关系等，结合发病经历、医生体格检查、辅助检查做出诊断。然后经过系列检查排除消化道疾病、泌尿道系统疾病、妇科疾病、精神疾病。在能够明确病因的情况下（往往大多数患者很难确定是单一因素导致），结合多种治疗手段比如生物学手段、心理学手段和外科手术等达到整体治疗的目的。治疗需要疼痛科、泌尿外科、消化科、妇科、心身医学科、理疗康复科等科室共同参与。药物治疗是最基本的治疗手段，如镇痛药、激素类药物、抗抑郁药物和心理调节药物。具体归纳如下：

　　1. 常用的药物

　　（1）止痛药。包括非甾体抗炎药（NSAIDs），NSAIDs 和作用较温和的麻醉剂的复合剂以及纯麻醉剂。

　　（2）抗抑郁药。抗抑郁药不仅可对抗抑郁情绪，还有机制未明的镇痛作用。抗抑郁药用于慢性疼痛的疗效并不十分可靠，但由于可作为镇静的替代品且不易被滥用、依赖性低的优点而被广泛应用。

（3）器官特异性药物。治疗 CPP 的过程中，可针对胃肠症状，膀胱刺激症状和骨骼肌肉痛等。

（4）其他药物。如醋酸甲羟孕酮（安宫黄体酮）可通过抑制卵巢功能减少盆腔充血，以缓解相关疼痛。GnRH-a 已被建议用于鉴别妇科原因和非妇科原因的疼痛。

2. 腹腔镜治疗

慢性盆腔痛的腹腔镜手术治疗应根据其具体情况来定。

3. 心理治疗

对没有明显器质性病变，但有心理障碍的患者应进行心理治疗。可从简单的方法开始，如从教育和消除疑虑入手，逐步进行特殊的心理治疗，如放松疗法、认知疗法、支持疗法等。

（王华）

阴部神经痛

什么是阴部神经痛?

　　阴部神经来自骶椎第 2~4 脊神经前支的分支，伴随着阴部内动脉、静脉，在梨状肌下孔、坐骨神经内侧出盆腔，绕过骶棘韧带，经坐骨小孔返回盆腔，进入坐骨直肠窝，在骶结节韧带深面，闭孔内肌内侧穿入由结缔组织组成的阴部管（Alcock 管）。此处结缔组织较为致密，容易造成阴部神经卡压。它的分支包括直肠下神经、会阴神经、阴茎（蒂）背神经，支配整个会阴部位的感觉和运动。特别是其中的副交感纤维成分，出现病变时会导致阴道内、直肠内的异常感觉，包括异物感、膨胀感等。

（王华）

为什么会得阴部神经痛？

阴部神经痛的原因可能与阴部神经卡压或受损有关。据调查统计，阴部神经痛的发病率约为4%，其中女性较多见，男女比例约为3∶7，阴部神经痛发生机制复杂，现有的检查手段很难确诊、明确病因，而该疼痛对患者的影响巨大，非常痛苦，为了治病和寻找病因，患者常常经历多个科室的诊治，做大量的重复检查，病程较长，其中一些还经历了不确切的治疗而导致症状进一步加重，不仅耗费了大量的财力和精力，还要经历身体和精神的双重折磨，严重影响生活质量。阴部神经痛的诊断需要根据临床表现和体格检查的结果，结合国际诊断标准做出综合评估。目前国际广泛认可的诊断标准是"Nantes 标准"。具体如下：

（1）初步诊断标准：①疼痛区域为阴部神经支配区域；②坐位时疼痛加重；③睡眠时不会疼醒；④没有明显的、客观的感觉神经系统损伤；⑤阴部神经阻滞可以减轻或缓解疼痛。

（2）排除标准：①疼痛部位仅在尾骨、臀部、耻骨联合或髂腹下区域的疼痛；②症状为瘙痒，疼痛是阵发性的；③有影像学检查或其他检查显示明确的疼痛原因。

（3）补充诊断标准：①疼痛性质为烧灼痛、刺痛伴有麻木，存在痛觉过敏和痛觉超敏，触摸时也会感到疼痛；②直肠或阴道内有异物或膨胀感，这是因为阴部神经内含有内脏神经成分；③白天疼痛进行性加重；④疼痛多发生在单侧，双侧较少；⑤排便时疼痛加重；⑥坐骨棘周围明显压痛；⑦神经电生理检查没有异常。

（王华）

如何治疗阴部神经痛？

阴部神经痛的治疗比较复杂，目前的治疗效果很难完全保证达到完美，治疗方法选择和治疗过程中的效果评估需要医患双方讨论后决定，根据不同患者的生理、病情特点和治疗要求，选择最适合的方法。

目前的治疗方法包括以下几个方面：

（1）保守治疗：包括口服药物、理疗以及心理干预等。

（2）神经阻滞及神经调控治疗：微创介入治疗可使很多阴部神经痛的患者获益，尤其对保守治疗效果不佳、疼痛顽固显著影响日常生活的患者。目前最常用的方法包括神经阻滞、脉冲射频神经调控、射频毁损及神经电刺激调控治疗（注：阴部神经阻滞也可作为诊断性阻滞治疗，可以帮助确诊是否为阴部神经痛，还可以进一步探察神经病变点或卡压点）。

（3）手术治疗：如果病因及病患处明确，可通过手术切开的方式来解除阴部神经的卡压或修复损伤，但是阴部神经行走路径较长且变异大、位置较深，确定明确的病患点比较困难，手术效果很难确切保证，许多选择手术的患者往往会经历多次手术才能达到治疗效果，因为手术造成的新的创伤也会导致日后阴部神经痛再次发作，并不作为首选推荐。

（王华）

No. 1656805

处方笺

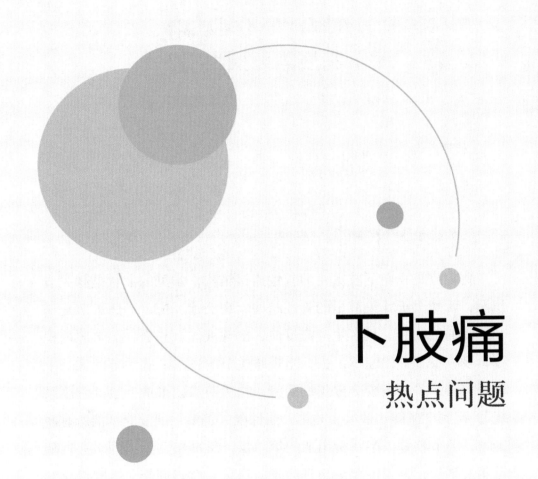

下肢痛
热点问题

医师： _____

临床名医的心血之作……

膝关节痛

膝关节肿胀，是不是感染了，关节积液需要抽出吗？

膝关节里的"积液"是什么？

膝关节是我们下肢重要的骨性连接结构，常见的症状是膝关节积液，就是由于膝关节里的骨性结构出现炎症反应，而膝关节是一个封闭的结构，一旦产生炎症反应，出现液体，它会在关节腔内积存，吸收不了，代谢不出去，出现膝关节的积液。膝关节就像一个密闭容器，关节滑膜会分泌润滑液，在关节腔内形成一套"液压系统"，起到"减震"效果，是第一层保险；若第一层没能抵消所有冲击力，关节软骨、半月板组成的第二层"缓冲垫"就要顶上去；随着年龄增加，第二层也会出现磨损、退化，此时韧带、肌腱组成的第三层开始起到"固定带"作用。正常情况下，"液压系统"中的关节滑液为2~5毫升，除了润滑和减震外，更重要的作用是营养软骨。软骨就像一块没有血运的海绵，需通过挤压、放松进行新陈代谢。放松时，软骨吸收新的关节滑液；挤压时，软骨排出使用过的滑液。

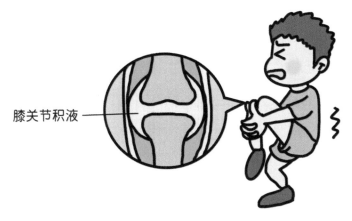

膝关节积液

图 7　膝关节积液

膝关节积液对于膝盖健康是否影响？

其实，膝关节积液并没有严重的危害，主要就是会影响到膝盖的健康。但是患者病情不同，对膝盖的损伤也存在一定的区别。对于膝关节积液比较少的患者，如果及时进行干预治疗的话，积液并不会对膝盖造成伤害，也不会影响膝盖的功能；如果病情严重的话可能会对膝关节造成永久性的损伤，还会对关节软组织造成损伤。通过上述对膝关节的介绍得知，膝关节积液就是藏在膝盖的关节液。临床上治疗膝关节积液的方式主要是抽出积液。

膝关节积液是否需要抽出？

膝关节积液要不要抽出，还需要根据患者的具体情况进行判断。如果是积液量较少，平时也没有不适的症状，就不需要抽出膝盖处的积液。如果选择不抽出积液，则需要劳逸结合，尽量不要使自己过度的劳累，因为高强度运动会影响积液的分泌。决定不抽出膝关节积液，要定期进行体检，这样才可以时刻了解自己膝关节的状况。一旦发现病情进展，就需要进行手术，抽出膝关节处的积液。

当然，查出膝关节积液以后，也可以直接将其抽出，抽完后还可以服用一些药物来治疗膝关节处的疾病。

膝关节有积液不及时抽出会怎么样？

如果膝关节积液在 5 毫升左右的话，即便不抽出也不会给膝盖带来严重的损伤，只要稍加休息，积液的症状就有可能好转。但是，如果是关节疾病导致的膝关节积液，一般是需要抽出的。因为在疾病没有康复之前，可能会导致积液不断增加，影响膝关节的健康，甚至影响行动能力。因为膝关节需要承载我们整个身体的重量，是支撑我们正常行动的主要部位。因此，对于我们人体健康而言，膝关节的健康尤为重要。我们平时一定要重视起膝关节的健康，尽量不要做伤害膝盖的动作，如：频繁弯曲自己的膝盖，跷二郎腿。据相关数据显示，弯曲膝盖这个动作会使膝盖处于负重的状态，给膝关节造成严重的负担。除了少做伤害膝盖的事情以外，还需要适当地进行腿部肌肉锻炼，更好地保护膝关节的健康。当然想要保护膝关节的健康，营养的补充也少不了，除了我们大家都知道的钙质、维生素 D 以外，还可以适当地补充氨糖，这种营养物质具有修复软骨、清除有害物质的作用。

（马彦韬）

膝关节痛平日里如何保养，应该做手术吗？

膝关节是人体的主要承重关节，这一生理特点也决定了膝关节是最容易受伤的关节之一。膝关节也是运动损伤的高发部位，膝关节损伤可以占到运动损伤总数量的 25% 左右。据统计，目前中国膝关节炎的患者已达 1.2 亿。除了一些剧烈活动导致的突发伤外，膝关节的受损往往是在日常生活中日积月累出来的。

对于刚出现症状、症状间断发生、程度较轻的早期膝关节痛或膝关节炎患者，一般可通过合适的运动锻炼、理疗、吃药、打封闭针等帮助缓解疼痛、控制病情。如果保守治疗后疼痛仍然缓解不满意，或者使用药物虽有效，但一旦停药就疼痛明显，严重影响生活质量的时候就需要考虑手术治疗了。

如何保养膝关节？

1. 减轻膝关节负荷

膝关节作为人体的主要承重关节，很多时候它承受的不仅仅是我们的实际体重，而是实际体重的数倍，躺下来的时候，膝盖的负重几乎是 0。站立和走路的时候，膝盖的负重是体重的 1~2 倍。上下坡或上下阶梯的时候，膝盖的负重是体重的 3~4 倍，女性穿高跟鞋，无论是细跟还是粗跟，上下阶梯时的膝盖负重为体重的 7~9 倍，跑步时，膝盖的负重是体重的 5~7 倍，蹲和跪时，膝盖的负重大约是体重的 8 倍。只要相应的运动动作产生，这个倍数关系是无法改变的。超重越厉害，膝关节所承受的载荷也会呈倍数增长。过大的压力可使膝关节软骨出现磨损，进而释放炎症介质而引起关节炎，出现疼痛和肿胀。

2. 适量运动

虽然在运动时，膝关节的承重是比较大的，但要保护膝关节，运动却是必不可少的。如果一个人缺乏运动，长期坐着或躺着，则会使关节滑液循环减慢、肌肉韧带萎缩、关节营养不良，导致软骨提前退化。所以，运动过量和不足，对于关节健康都是不利的。为什么要运动呢？一是通过活动关节，软骨可以吸收关节液里的营养成分（这是软骨吸收营养的唯一方式）；二是可以锻炼到膝关节周围的肌肉，尤其是股四头肌发达对于膝关节稳定有益。那么，应该怎么运动呢？运动前一定要热身，就关节而言，热身可以增加关节囊中的关节液，减轻关节面之间的摩擦作用。除此之外，热身对于肌肉、韧带、血管都有保护作用。运动时戴护膝，也是保护膝关节受伤的重要准备工作。简而言之，每次运动尽可能要避免过于剧烈、时间过长，以免给膝关节负担过大。

3. 避免久坐和坐比较矮的板凳

不要久坐，坐的时候不要跷二郎腿，同时不要坐很矮的凳子，因为从凳子起身的时候，膝盖会承受很大的压力，从而造成一些损伤。那么怎么坐好呢？座位保持膝关节和髋关节，在同一平面上即可。

4. 注意保暖

要注意保暖，避免着凉。进入中老年之后，很多人常常出现膝关节的发凉，怕冷怕风，即使在炎热的夏天也觉得骨头缝里冒冷气，因此在日常生活中要注意保暖，可以通过理疗、热敷等方式缓解膝关节疼痛。

5. 合理膳食

注意合理的膳食结构，保持良好的生活习惯。要注意充足的钙的摄入，多吃水果蔬菜、鱼类、豆类、坚果等。

6. 控制体重

要控制体重，过高的体重会增加膝关节的负担，造成关节的磨损。

（马彦韬）

为什么走平路还可以，
一上下楼梯就觉得膝盖疼痛难忍？

　　膝关节疼痛患者中不仅有六七十岁的老年人、四五十岁中年人，还有很多二三十岁的青年人。他们中有将近一半出现以下的症状：上下楼梯或者蹲起的时候有困难、有僵硬感、有疼痛感，但是大多数时候平地走路并无异常。很多人非常不解，这到底是什么原因？

　　膝关节由三块骨头组成，分别是大腿骨、小腿骨，还有膝盖正面的、圆形的髌骨。髌骨是我们每个人都能摸到的，将手放在膝盖正前方就能触摸到一个圆形的，像盖子一样的圆骨头，只要你的大腿肌肉是放松状态，那么髌骨是可以左右推动的。既然是三块骨头，它们就构成了两个不同的接触面。第一是大腿和小腿骨之间的接触面，这个关节面是让我们负重用的。不论是站立、走路还是跳跃，只要有体重压在膝盖上，这个关节面就承担压力。而人体膝关节的结构决定了内侧关节受力多，约占整个重量的60%，外侧关节面受力少，约占40%，所以往往都是膝盖内侧磨损得快，内侧关节间隙，首先出现狭窄。因此很多人患膝关节炎，刚开始的症状会有膝盖内侧的疼痛，久而久之，会出现O型腿，也叫膝内翻，这就是因为膝盖内侧的软骨等结构已经被磨损殆尽。内侧关节缝隙比外侧狭窄了，膝盖的外观也就变成 O 型。

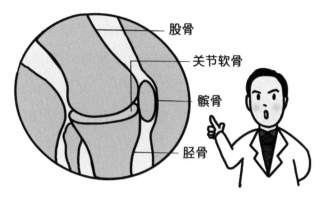

图 8　膝关节

当出现这些症状的时候，就会开始出现走路疼痛。一般都是先内侧疼，然后逐渐发展到整个关节都疼。

等到走平地出现障碍，每走一步都疼的时候，通常就需要做保膝手术或关节置换术了。

除此之外呢，膝盖还有一个关节面，叫作髌股关节，也就是刚才我们摸的那个圆骨头深部的软骨面。这个部位比较特殊，当我们伸直腿，也就是走路的时候，这个关节面的压力是比较小的，甚至软骨和软骨之间都是不接触的。这是为什么我们在伸直并放松大腿肌肉的时候，髌骨可以推动的原因。

但是当膝盖弯曲的时候，我们发现髌骨无法推动了，这是因为当弯曲膝盖的时候，髌骨被压在了股骨上，两个关节面的软骨开始受压、摩擦。所以说，当我们在上下楼梯，蹲起，坐着起来，爬山爬坡等，需要弯曲膝盖使劲时，髌股关节面会承担负荷，久而久之会产生磨损。

当我们的大腿和小腿之间的关节面保护得还可以，而髌股关节之间的关节面磨损得比较严重的时候，就会出现上下楼梯疼、爬山爬坡疼、蹲下起来疼，但是走平地不疼的现象。

如果这种情况发生在二三十岁的年轻人身上，尤其是年轻女性，多为髌骨软化症，也就是单纯的髌骨软骨的轻度损伤。这个时候只需要停止不正确的运动方式，加强股四头肌的锻炼，加上休养一段时间，往往症状就能改善，损伤的软骨大多也是可以逆转的。

而如果这个情况出现在中老年人身上，并且症状比较严重，用手按住膝盖的上方，然后弯曲伸直膝盖，感觉到里面咔啦咔啦的摩擦感特别强烈，往往提示已经有了髌股关节炎，此时病变就是不可逆的了，只能通过刚才所说的那些办法，加上药物来改善症状，延缓关节病变的进展。无论是髌股关节，还是大腿小腿之间的关节，谁先磨损报废了，膝盖就无法正常使用了。这就好像一辆车，无论是轮胎坏掉了，还是轮毂坏掉了，这辆车都不能正常行驶了，必须修理整个轮胎，或者替换掉。当出现这种症状后，如果休息两三个星期，还没有明显的缓解，应该求助骨科或者疼痛科和运动医学科医生，完成个体化的评估后，进行针对性的运动康复。对于疼痛症状比较严重的人群，可以采用冰敷，加上非甾体类消炎止痛药（比如依托考昔、塞来昔布扶他林等）或者关节腔注射玻璃酸钠等。当然，所有药物都应该在医生的指导下使用。

即使出现这些症状，不用太过紧张，因为大多数人休息两三个星期后会自行缓解，或者症状减轻。药物只能改善症状，真正要想延缓关节炎的发生和发展，得评估找出原因，针对性地加强关节周围的肌肉力量或者提升关节的稳定性。

（马彦韬）

换了膝关节以后如何康复？

膝关节置换术可以使患者术后恢复正常生活，但是术后的康复锻炼非常重要，需要患者主动地、循序渐进地进行练习。术后锻炼主要分两组——膝关节伸直锻炼和屈曲锻炼，术后可根据各人体质状况，尽早开始。这有利于静脉回流，减轻肿胀，预防下肢深静脉血栓形成。

（1）康复训练必须在专业人员的正确指导下进行。一方面，人工膝关节置换术后康复训练过多，可能会引起出血增多，疼痛或局部肿胀加重；另一方面，术后如果不活动，则可能引起关节粘连或僵硬。此外，不正确的康复可能还会引起关节撕脱及软组织损伤。康复时间选择不恰当也可能使手术功亏一篑。因此，术后康复必须在专业人员的正确指导下进行。

（2）个性化原则。同病室的病友同时做人工膝关节置换手术，术后医生给他们的康复计划可能并不一样，这是为什么呢？原因很多，可能是因为他们手术前所患的疾病不同，也可能是他们身体状况、手术方式和心理素质不相同。总之，手术后康复是因人而异的。所以，当患者阅读此书有关训练方法之后，也应当根据自身的情况加以选择，拟定适合自己病情的康复计划并实施。

（3）循序渐进的原则。术后康复是一个长期的过程，急于求成只能事倍功半，任何过度的活动对肌体都是一种损伤，而且必将影响到康复训练的效果。在这个过程中，需要手术医生、康复医生、家属及患者的共同努力，互相合作。一般来讲，康复训练应该从低强度开始，逐渐递增，并根据锻炼后及次日的反应（全身状态、疲劳程度、切口周围肿胀程度、切口引流量的多少及颜色、疼痛程度等）来决定增减运动量。在安排每日的锻炼项目和运动量时，应遵循下列原则：均匀分配运动量，与其隔日大运动量地锻炼，不如每日短时、多次地锻炼。锻炼后局部不应发生明显疼痛、肿胀。如果锻炼后发生疼痛，应及时报告医生采取相应方法，及时处理，而不要持续到第 2 天。

膝关节术后康复训练：

（1）术后当天，足跟部垫高，抬高患肢休息，避免压疮。

（2）术后第 1 天，进行股四头肌、腘绳肌等的长收缩练习。休息时抬高患肢。

（3）术后第 2~4 天，持续被动活动练习，初次活动范围 0°~45°，每天 2 次，每次 1 小时。并进行关节活动度练习。

（4）术后第 5~6 天，开始平衡、协调性练习，下地站立练习。

（5）术后第 7 天，练习扶双拐或步行器行走。

（6）术后第 2 周，持续被动活动屈伸逐步增加至 0°~90°，争取术后 2 周内膝屈范围能达到 90°。进行器械抗阻进行股四头肌、腘绳肌等的张收缩肌力练习，功能自行车练习，酌情练习上下楼。

（7）术后第 3 周，增加下蹲练习。

（8）术后 3~6 周，以增强肌力为主，并继续关节活动度练习，同时继续提高步行能力。

（马彦韬）

什么是糖尿病足（糖尿病周围神经病变）？

近年来，随着糖尿病患病人数的不断增长，作为糖尿病严重并发症之一的糖尿病足患病人数也呈逐年上升的趋势。糖尿病足是由于糖尿病、外伤、感染等综合因素引起的足部疼痛、皮肤深溃疡、肢端坏疽等病变的总称，它与下肢远端神经异常和周围血管病变相关。一旦患上糖尿病足，患者的肢体活动将受到严重影响，生活质量随之下降，严重的甚至面临截肢。

糖尿病周围神经病变（DPN）是糖尿病最常见的慢性并发症之一。糖尿病周围神经病变是指在排除其他原因的情况下，糖尿病患

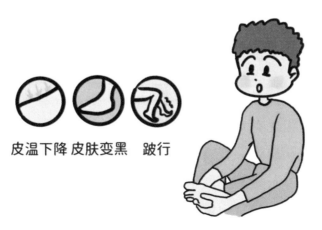

皮温下降 皮肤变黑 跛行

图 9　糖尿病周围神经病变

者出现周围神经系统功能障碍相关的症状和（或）体征。糖尿病周围神经病变与患者的血糖水平及患糖尿病时间有关。2型糖尿病患者神经痛的发生率高于1型糖尿病患者。临床表现多样，最常见的是出现双侧手足的神经症状为主，典型表现为足踝部感觉异常，然后由双足到踝到小腿，具体为肢体疼痛、麻木、蚂蚁爬等感觉异常，以及手足末端束缚感、隐痛、刺痛和肌肉无力、萎缩等。有的患者会出现双腿灼热感或刺痛，可伴有皮肤触摸痛，夜间安静时疼痛明显，怕冷发凉，即使夏天也要穿很厚很多层的裤子，却依然感觉腿冷，也被称为"老寒腿"。有的患者也会有面部神经的功能障碍，表现为眼睑下垂，眼球不能向上、向内、向下转动，或者眼球处于向外下斜视位置，但瞳孔大小及对光反射正常。或者出现体温调节异常、多汗或少汗、胃肠功能紊乱、安静时心动过速、直立性低血压所致的头昏和晕厥、性功能障碍或小便排不出等自主神经症状。

如果有以下情况的人群应该做好定期筛查：诊断2型糖尿病或者诊断1型糖尿病5年者；存在周围神经病变症状的糖尿病前期患者。检查内容主要包括：详细认真询问病史，比如糖尿病类型、病程、采用何种方式控制血糖、血糖的控制情况等，以及有无糖尿病家族史等；检查温度觉或针刺觉是否异常，评估振动觉有无异常，评估足溃疡和截肢的风险。糖尿病周围神经病变的诊断是要排除其他诊断的，确定诊断需要，要满足以下三项：①明确患有糖尿病；②存在周围神经病的临床表现（症状或体征）和（或）电生理检查的证据；③经相关实验室检查排除导致周围神经病变的其他原因。

因此糖尿病患者一旦感觉到有腿脚麻木、有蚂蚁爬行感、针刺痛、袜套感觉、行走腿脚间歇性疼痛、夜间疼痛等症状，以及出现足部发凉、皮肤发暗、色素沉着等情况，应高度警惕。尤其是老年群体以及长期吸烟的糖尿病患者，更应该注意，若出现这些症状应立即去医院检查。也有个别糖尿病患者因为神经病变导致腿脚的痛觉、触觉、温度觉几乎消失，而这种感觉迟钝或感觉丧失，导致患者未能及时发现足踝部发生了破溃，所以应该每天关注足踝部皮肤颜色，如果发现肤色变成暗红或紫色，应及时前往医院就诊。早期诊断及治疗可延缓疾病进展，使糖尿病患者足部发生溃疡的概率明显降低，减少截肢的风险。

（王晓雷）

为什么说糖尿病周围神经病变危害很大?

　　糖尿病已成为世界上第八大致死因素,其临床危害主要体现在难以治疗的严重并发症。糖尿病周围神经病变(DPN)是最常见的糖尿病慢性并发症,严重影响患者的生活质量。糖尿病周围神经病变会导致患者出现周围神经功能障碍,由于神经遍布全身,所以它对身体的影响从头到脚,从表皮到内脏均可累及,可以是一条神经受损,也可能是多处神经弥漫性病变。所以既可以导致患者出现手脚或全身多处剧烈的神经痛、麻木、蚂蚁爬等感觉障碍,夜间或安静时疼痛更加明显,也可引起患者出现腿脚的肌萎缩和无力,行走活动受限制,故严重影响患者的睡眠,以及正常的工作和生活。

　　有的患者会累及自主神经出现神经症状,比如出现安静时心动过速,直立性低血压所致的头昏甚至晕厥;冠状动脉舒缩功能异常导致心肌缺血、心绞痛或无痛性心肌梗死、心搏骤停或猝死;食管蠕动减慢和胃张力降低、胃排空时间延长等导致的上腹饱胀感;胃酸减少、胆囊功能障碍导致的胃部不适、呃逆、恶心、呕吐等;肠蠕动障碍导致的便秘与腹泻交替等;排尿困难、尿失禁、膀胱容量增大、尿潴留,继而容易引发尿路感染;性欲减退、阳痿、月经紊乱等。影响到外周小血管和汗腺自主神经时,可出现汗腺分泌异常、血管舒缩功能不稳定、体温调节异常。体温异常主要表现为肢体过冷，以下肢及足部尤为明显。泌汗障碍主要表现为不同于既往的多汗、少汗或不出汗，常为下半身少汗甚至无汗，上半身则因为代偿而出现畏热和多汗的情况。因上述原因，患者可出现皮肤干燥、弹性减退，手足干燥开裂，并容易继发感染，还可有指/趾甲营养不良等。另外，由于毛细血管缺乏自身张力，致静脉扩张，易在局部形成"微血管瘤"而继发感染。

糖尿病周围神经病变发病比较隐匿，不容易被发现。有研究发现，超过一半的轻中度患者被漏诊。临床检查发现有接近一半的患者已经存在糖尿病周围神经病变却没有症状，主要是神经末梢感觉丧失大多进展比较缓慢且没有症状，但是却增加了糖尿病足的发生风险，皮肤反复溃烂不易愈合，严重的患者需要截肢，死亡率增加。

（王晓雷）

是不是因为血糖没控制好，
才会发生神经痛？

糖尿病周围神经病变的患者大多有 10 年以上的病史，发生风险与遗传、糖尿病病程、血糖控制不佳等因素相关，尤其是血糖的波动不稳与神经病变发生、发展相关。比如持续高血糖水平，以及短时间内血糖水平急剧波动，即血糖突然升高或突然下降容易诱发糖尿病周围神经病变。所以糖尿病引发的神经痛，可能是血糖控制不好引起，也可能由于长期血糖水平高的情况下，加用胰岛素后血糖突然下降引起。临床上时常有糖尿病患者在短期内用药（如胰岛素）将血糖迅速控制下来后，却出现胸腹部或双足持续疼痛，疼痛往往严重到难以忍受，以至夜不能寐。实际上这是一种由治疗引发的、以疼痛为主要表现的急性神经病变，叫作"胰岛素性神经炎"。该疾病于 1933 年首次报道，一位 2 型糖尿病患者在使用胰岛素快速控制血糖后的第 4 周，出现了下肢烧灼样疼痛，口服止痛药也无法缓解，但停用胰岛素 3 天后虽然血糖再次明显升高，但疼痛却缓解了，复用胰岛素后又再次出现疼痛。研究认为患者的疼痛是由于注射胰岛素所致，所以命名为"胰岛素性神经炎"。

血糖控制良好虽然无法完全预防糖尿病周围神经痛的发生，但可以延缓疾病的发展，改善患者的生活质量。另外像肥胖、高血压、高血脂、吸烟、饮酒等也与神经痛的发生相关，因此也需要减重、控制血脂和血压、戒烟、戒酒等干预手段。

（王晓雷）

得了糖尿病周围神经痛该怎么治疗？

目前还没有特效药物能够有效逆转糖尿病周围神经病变的进展。首先，稳定地控制血糖至理想状态，控制血糖水平及危险因素管理是关键；其次，针对发病机制，通过药物改善下肢微循环，带走毒性代谢产物，输送营养物质，利于神经修复。

第一，氧化应激是导致包括糖尿病周围神经病变在内的糖尿病慢性并发症的共同机制，抗氧化治疗可以使用 α－硫辛酸等药物，从而减少神经损害。第二，神经营养修复，患者神经功能减退与神经营养因子缺乏相关，通过补充外源性神经营养因子可以促进神经修复，一般临床选用 B 族维生素类药物，比如甲钴胺、硫胺素等促进神经修复。第三，口服药物缓解疼痛，常见的控制神经痛的药物包括抗抑郁药如阿米替林，度洛西汀、文拉法辛等，阿米替林用于治疗糖尿病周围神经病变，应逐渐增加剂量，这类药常见不良反应有口干、恶心、嗜睡、头晕、食欲下降和便秘等。抗癫痫/惊厥药如加巴喷丁、普瑞巴林等也是治疗神经痛常见药物，普瑞巴林治疗痛性糖尿病周围神经病变的证据比较充分，成本效益比也优于加巴喷丁。普瑞巴林的使用也应逐步加量，常见不良反应为嗜睡、头晕、外周水肿、头痛和体重增加等；阿片类镇痛药物如曲马朵、羟考酮、吗啡等也可以用来辅助镇痛，阿片类药物重要的不良反应包括耐受性、撤药综合征以及滥用的风险，这类药物常见不良反应为便秘、恶心、呕吐、支气管痉挛和情绪变化等。同时局部用药也较常见，如辣椒碱乳膏、利多卡因胶浆／乳膏／贴剂等，优点是不良反应少，无药物间的相互作用。

微创介入治疗也是治疗糖尿病周围神经痛的重要手段。疼痛科的腰交感神经节阻滞／射频技术以及脊髓电刺激疗法对糖尿病并发下肢血管病变、周围神经病变具有明确的疗效。

腰交感神经阻滞、调节或损毁疗法，通过针穿刺到腰交感神经，通过注射药物或者射频针治疗，来阻断或调节腰交感神经，使腿部末梢血管扩张，血流增加，改善局部微循环，促进侧支循环的建立，同时阻滞感觉神经，防止疼痛刺激诱发的小血管痉挛，并能提高局部组织的抗炎作用，从而达到改善疼痛的作用。

脊髓电刺激也被称为"镇痛起搏器"，该疗法是将电极导线放到脊柱椎管内，以脉冲电流刺激脊髓神经治疗缓解疼痛。体外或植入体内的起搏器释放弱电脉冲，通过导线电极输送至脊髓，阻断疼痛信号经脊髓向大脑传递，从而有效缓解顽固性神经性疼痛，改善功能，提高生活质量。脊髓电刺激是治疗顽固性神经痛的终极疗法，创伤小、可随时去除、不破坏神经组织，属于"绿色疗法"。

（王晓雷）

下肢动脉硬化性血管闭塞

"我在血管外科放过支架/搭过桥了，可是我还是有静息痛，怎么办？"

下肢动脉硬化性闭塞症是全身性动脉粥样硬化在下肢的局部表现，由于下肢动脉硬化导致动脉血管壁增厚、粥样硬化和钙化，管腔狭窄或闭塞，就像水管道堵塞，进而肢体慢性缺血。病变肢体血液供应不足，就会引起腿脚的功能障碍和感觉异常。比如不能连续长时间走路、皮肤温度降低怕冷、腿脚疼痛甚至发生溃疡或坏死等，严重的最终导致肢体缺血坏死、截肢甚至危及生命。以上都是下肢动脉硬化闭塞症的主要临床症状，其疾病加重期，安静休息时

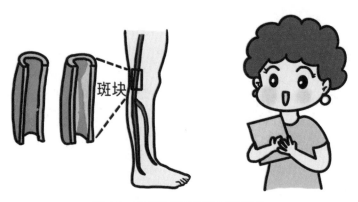

图 10　下肢动脉硬化性血管闭塞

也有疼痛，也就是所说的静息痛。静息痛是患病的肢体快要发生坏疽的前兆。疼痛部位多在患肢前半部分脚或者趾端，夜间和平卧时容易发生。

疼痛时，患者常整夜抱膝而坐，部分患者因长期屈膝，导致膝关节僵硬。

下肢动脉硬化性血管闭塞介入术后仍有下肢疼痛，可能有两方面原因，一方面，可能由于手术没有解决下肢缺血的问题，或者仍在恢复期，下肢血管尤其是小血管没有恢复通畅或建立正常循环，下肢缺血导致的疼痛仍然存在；另一方面，可能由于手术后下肢大血管开通显著，本来长期缺血的下肢动脉血供骤增，容易导致组织再灌注损伤，也会导致下肢疼痛。

所以当下肢动脉硬化性血管闭塞的患者在血管外科做过支架成形或搭桥手术后仍有下肢疼痛，建议复查下肢血管造影及红外热成像，评估下肢大动脉血供及微循环状况，如果仍存在缺血的问题，一方面需要评估是否需要再次手术治疗，以及调整抗凝药物，同时可以使用改善微循环的药物，以及服用控制神经痛的药物。控制神经痛的药物主要包括抗抑郁药如阿米替林、度洛西汀、文拉法辛等，常见不良反应有口干、恶心、嗜睡、头晕、食欲下降和便秘等；抗癫痫/惊厥药如加巴喷丁、普瑞巴林等，常见不良反应为嗜睡、头晕、外周水肿、头痛和体重增加等；阿片类镇痛药物辅助镇痛如曲马朵、羟考酮、吗啡等，这类药物常见不良反应为便秘、恶心、呕吐、支气管痉挛和情绪变化等。局部用药也较常见，如辣椒碱乳膏、利多卡因胶浆/乳膏/贴剂等，优点是不良反应少，无药物间的相互作用。

必要时可以到疼痛科评估选择微创介入疗法进一步改善症状，比如腰交感神经调节治疗或脊髓电刺激治疗。

同时患者也要注意生活习惯，包括戒烟限酒；健康饮食如低脂低盐饮食，多吃新鲜蔬菜；适当活动锻炼，促进血液循环，减缓动脉硬化的发展；积极治疗高血压、糖尿病、高血脂等原发疾病，减少对血管的损害，并定期检查；善于调整自我情绪，避免长期紧张压力；秋冬季节注意保暖，避免着凉。

（王晓雷）

听说有一种消融手术可以解决疼痛，是真的吗？

对于药物等保守治疗仍然无法缓解下肢疼痛的患者，可以到疼痛科就诊评估是否适合微创介入治疗。腰交感神经调节治疗就是一种新选择，腰交感神经调节治疗包括腰交感神经阻滞和毁损治疗。腰交感神经的调节治疗对糖尿病并发下肢血管缺血性病变、周围神经病变具有明确的疗效。腰交感神经阻滞或损毁通过神经的阻断使下肢末梢血管扩张，血流增加，改善局部微循环，促进侧支循环的建立，同时阻滞感觉神经，防止疼痛刺激诱发的小血管痉挛，并能提高局部组织的抗炎作用。

腰交感神经阻滞可多次重复治疗。腰交感神经毁损包括化学毁损和物理毁损。化学毁损主要是通过向腰交感神经注射破坏性药物如酚甘油或无水乙醇，可取得与手术切除腰交感神经节相类似的结果，但药物的流动性范围不容易控制，易累及损伤周围的生殖股神经、腰大肌或输尿管，造成躯体神经损伤、神经炎、输尿管损伤等，优点是有效性高，但并发症风险也相应增加。物理毁损主要是指腰交感神经节射频热凝毁损术，它是一种对靶点定位准确和破坏程度精确的手术方式。CT 定位下行腰交感神经节射频热凝毁损术可以安全有效地毁损腰交感神经，极大地缓解患者的疼痛，对治疗糖尿病下肢神经痛有良好的疗效，优点是精准安全，但可能存在靶点破坏不够完全导致疗效降低可能。

而所谓的消融手术，就是腰交感神经节射频热凝治疗。腰交感神经对下肢血管有支配作用，其中腰 2 神经节具有重要作用。通过阻滞或射频毁损腰 2 神经节，该疗法不仅能阻断交感神经直接改善疼痛，同时使交感神经兴奋性降低，不仅增加腰部动静脉的血流量，使神经根缺血得到改善，缓解缺血导致的疼痛和麻木，并且其支配的下肢血管扩张，侧支循环建立，使下肢整体的血液循环得到改善，从而缓解因缺血导致的疼痛。该治疗只需要在 X 线或 CT 引导下穿刺，经过几分钟的治疗就可以完成，不需要开刀，治疗完当天就可以下地活动，尤其适合老年患者。

（王晓雷）

消融术以后还是痛，真的没办法了吗？

有很多遭受顽固性下肢缺血疼痛的患者，在进行了药物治疗，以及腰交感神经节消融毁损治疗后，仍然疼痛明显，感觉绝望无助，失去治疗的信心。事实上，目前针对下肢动脉硬化性血管闭塞导致的下肢疼痛患者，还有一种终极治疗方案：脊髓电刺激疗法。

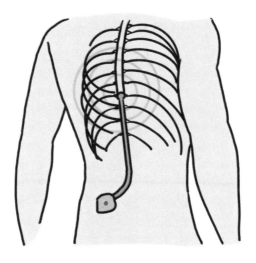

图 11　脊髓电刺激疗法

脊髓电刺激也叫"镇痛起搏器"，该技术是通过穿刺将细小的电极导线埋入患者后背脊柱椎管内，通过 X 线扫描确定电极到达相应位置，通过外控制器调整不同的电刺激参数，以弱脉冲电流刺激脊髓神经，以酥麻舒适的感觉刺激，取代痛觉，从而阻断疼痛信号经脊髓向大脑传递，能有效缓解顽固性神经性疼痛，同时脊髓电刺激也可以改善肢体的血液供应，进一步缓解患者的缺血性疼痛，有助于患者恢复身体机能，有效提高生活质量。部分患者在短时间治疗后就能明显改善疼痛症状。脊髓电刺激植入术具有安全、微创、可逆、可调的特点。不仅可以改善慢性顽固性疼痛，帮助患者降低对止痛药物的需求，降低药物对肝、肾等的影响，同时对肢体功能障碍恢复等也有一定效果，而且能够防止长时间卧床后血栓形成、肌肉萎缩等。

目前脊髓电刺激疗法主要用于治疗慢性顽固性神经源性疼痛，如交感神经功能失调和周围血管性病变引起的顽固性疼痛；残肢痛、幻肢痛和脊髓损伤后疼痛；臂丛神经撕脱伤后和腰丛神经撕脱伤后疼痛；复杂性局部疼痛综合征；带状疱疹后神经痛等。因为该疗法主要是通过调节神经起作用，而不破坏神经，电刺激治疗时患者可以自己控制随时停止及调节刺激大小，创伤小、可随时去除，也被称为"绿色疗法"。

（王晓雷）

脊柱里面装个电极是不是创伤很大？
还能正常生活吗？

脊髓电刺激治疗属于微创治疗。一般来说，脊髓电刺激疗法有两种治疗方式。一种是短时程电刺激治疗。这种情况下，身体只有一个穿刺针眼，柔软的电极导线放在脊柱椎管的自然管道中，对人体影响很小，外接一个轻巧的电流发生器，通过控制器调节电刺激参数，释放微弱电流作用于靶位神经，住院期间日常活动不受影响，只要避免剧烈运动和过度弯曲旋转身体，观察 10 天左右结束治疗，拔除电极导线即可出院，因为属于调节神经治疗，所以也不破

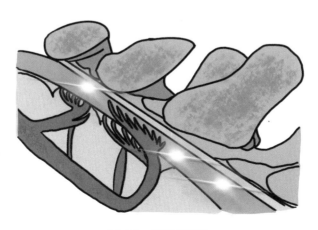

图 12　脊髓电刺激

坏神经，出院后对生活完全无影响，而且很多患者经短期治疗就能缓解疼痛，恢复功能、改善生活质量。

另一种，针对少数短期治疗疗效不持续的患者，可以考虑把电极和控制器永久植入身体达到持续镇痛的效果，小而轻薄的刺激器可以埋入腹部皮下或臀部皮下，身体可正常活动，而且一段时间后刺激器可以逐渐适应身体的体位变换主动调节适合的刺激强度，对日常活动影响不大。但是有一些情况需要注意，如其他系统可能受到影响：①如心脏起搏器、除颤器、MRI、超声设备、电凝器、放疗等；②不能驾驶及使用危险设备；③不能接受透热治疗（短波、微波、治疗性超声）；④在机场，可能引发金属探测器报警，在起飞和着陆时航空公司人员可能要求关掉刺激器；⑤磁铁对刺激器控制装置可能造成影响；⑥防盗门等可能影响仪器。

（王晓雷）

No. 1656805

处方笺

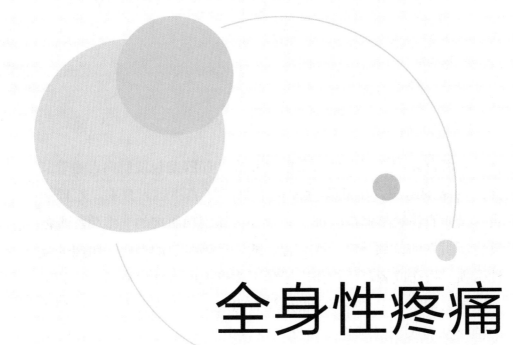

全身性疼痛
热点问题

医师：＿＿＿＿＿＿＿＿＿

临床名医的心血之作……

肌筋膜炎

为什么说肌筋膜炎是游走全身的痛?

　　我们首先需要了解什么是肌筋膜炎？筋膜是包绕肌肉、血管、神经的结缔组织，肌筋膜就像是给肌肉穿了一层紧身衣。肌筋膜炎，又叫肌筋膜疼痛综合征，一般是由筋膜和肌肉的非细菌性炎症反应所引发的，颈、肩、腰、背、腿、足等各部的筋膜、肌肉的慢性劳损、损伤或者急性损伤后迁延不愈形成的慢性疼痛是本病的基本致病因素。由于在疾病急性期没有引起重视，患者没有进行彻底的治疗从而长期迁延转入慢性；或者由于患者受到长期反复的劳损、不良姿势等刺激，比如当今社会很多工作者长期操作电脑、伏案工作、低头玩电子设备等不良姿势引起的慢性损伤，可反复出现肌肉疼痛、僵硬、酸软无力、肌肉痉挛、发凉、怕冷、沉重感等症状，医生做身体检查时常常可以发现明显的压痛点。

　　基本认识了肌筋膜炎的症状和病因以后，就相对容易解释为什么说肌筋膜炎是游走全身的疼痛了。人体从头部到颈部、胸部、背部、腰部，再到双下肢乃至双足底，全身各处都遍布着肌肉，这些肌肉都在我们的生活中起着重要作用，使我们完成各种各样的动作。然而，如果我们没有好好爱护这些肌肉，他们就会在不经意间受到损伤，从而产生肌筋膜炎，引起疼痛。因为筋膜和肌肉遍布全身各处，所以肌筋膜炎导致的疼痛也就会分布在全身各处。比如头颈肌筋膜炎、肩背肌筋膜炎、腰肌筋膜炎、胸肌筋膜炎及足底筋膜炎都是临床上经常见到的肌筋膜炎类型，可谓是从头到脚遍布全身啊。

　　肌筋膜炎不仅可以遍布全身各处，还会出现在各处"游走"的现象。持续累积的肌筋膜损伤会导致肌肉、筋膜发生变弱、萎缩，同时毛细血管的分布减少，血液供应会随之减少，炎性细胞和炎性介质也会出现蓄积。身体各处的肌肉、关节囊、筋膜、韧带等都可能出现损伤而导致疼痛发生，而且不同身体部位因损伤的时间和程度以及患者各自恢复能力的差异，可能会在不同时间、不同部位反复多次出现疼痛，从而就会感觉疼痛像在身体不同位置"游走"一样。中老年人常常因为长时间的损伤累积，以及肌肉、筋膜、韧带的功能变弱，肌体恢复能力也变弱，出现这种身体不同部位疼痛的持续时间更长、疼痛范围更广、位置变化更明显，从而导致这种疼痛到处"游走"的感觉更明显。老年患者看病时常常会跟医生讲，"脖子不痛了，腰就开始痛了，它好像自己会在全身乱跑。"

（孙俊龙）

疼痛到处游走是不是难以治疗？

　　肌筋膜炎导致的疼痛不但多见，而且常常会长期反复多次发作，持续时间较长，对患者日常生活、学习和工作影响很大，在全球范围内是医疗花费较多、让患者感觉难以治愈的疼痛病种。

　　肌筋膜炎为什么会让患者感觉难以治愈，以至于被认为是"没办法除根"的疾病，原因就在于导致肌筋膜炎的主要原因是日常生活、学习、工作中的不良习惯，比如"白领"们长期伏案工作，从头颈肩胸背到腰骶臀部的肌肉、筋膜都要持续保持紧张状态；久坐并且持续使用电脑，双手不停操作键盘、鼠标，头颈肩背的肌肉群以及筋膜就会出现损伤；电脑桌、电脑屏幕位置以及座椅位置不当，就可能会出现单侧或者双侧头颈肩胸背的肌肉、筋膜损伤。一些患者的日常娱乐习惯也可能导致损伤加重，例如在床上躺着长时间玩手机、平板电脑等电子设备，这也同样可能导致头颈胸肩部肌肉、筋膜的损伤；半卧半坐在床上或者沙发上学习及休息，颈腰背部的肌筋膜损伤较为严重。很多患者认为坐卧可以缓解颈肩胸腰背部肌肉的损伤，其实是错误的。所有体位之所以可以长久保持，都是因为有相应的肌肉、筋膜、韧带在发挥作用，不良姿势保持得越久、越频繁，则受损伤越快、程度越深。这些不良习惯都是日常生活、学习、工作离不开的姿势和方式，造成这种慢性损伤一直存在，迁延不愈，这些损伤累积叠加，损伤的速度超过机体自我修复的速度就会发病，时而轻时而重，最终变成难以痊愈的慢性肌筋膜炎疼痛综合征，患者会觉得这个病好像难以治愈，无法祛病根。然而事实并非如此，我们理解肌筋膜炎的发病原因和发病机制以后就可以采取相应的措施，不但可以进行治疗，甚至还可以在日常生活中预防疾病的发生。

（孙俊龙）

有什么办法可以预防肌筋膜炎的发生吗?

上一节中，我们已经详细了解了肌筋膜炎的发病原因和发病机制，现在我们来了解一下如何进行预防。因为该病主要由日常生活、学习和工作过程中的不良习惯所引起，如果致病因素持续存在，对相应部位的损伤也会持续存在。通俗地讲，也就是这些部位的损伤如果超过我们自身肌肉、筋膜的修复能力和承受程度，就会导致疾病发生或者加剧。很多患者不能够理解，自己没有长时间工作怎么还会损伤肌肉筋膜从而导致疼痛呢？事实上，只要我们较长时间保持一个姿势不变，维持该姿势的肌肉就会长时间收缩，同时牵拉筋膜、韧带，如果姿势保持的时间短，时常改变体位或者稍作休息，或者患者年纪轻，肌体修复损伤的能力强，一般就不会发生长时间的肌筋膜疼痛。当日常伏案工作、学习、娱乐，比如打牌、操作电脑、低头或者躺在沙发上操作电子设备或者看书的时间比较长，次数频繁，极大地超过了肌肉筋膜的承受和修复能力，就会发生肌肉僵硬、乏力、沉重、发凉、酸痛、怕冷、痉挛等症状。肌筋膜损伤后，肌体尚未完全恢复之前，又重复这样的损伤，长此以往，损伤逐步积累，到一定的程度就会发生持续性疼痛、僵硬等肌筋膜炎症状。伴随着肌筋膜的损伤，肌肉、筋膜的修复也在不断地进行，这就会出现肌筋膜炎反复发病、轻重程度不一、发作部位多变、发病症状多的特征。患者即使进行治疗以后，由于日常的不良习惯没有及时改正，还会间断发作，给患者留下该病"难以治愈、不能除根"的印象。

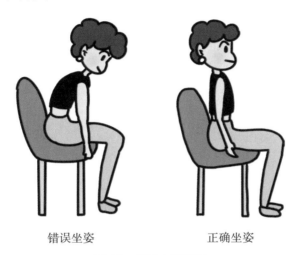

错误坐姿　　　　　　　　正确坐姿

图 13　保持良好坐姿

然而，事实并不是这样，肌筋膜炎不但可以通过正规方法进行系统治疗，还可以预防，防患于未然。治疗肌筋膜炎的方法有很多，病情轻的可以通过休息、疼痛部位热敷等，使疼痛得到缓解；病情严重者可以给予药物治疗、物理治疗、推拿或者通过微创介入疗法能够消除疼痛症状。至于预防方法，适当的预防保健活动能够缓解肌筋膜炎导致的急性疼痛，防范其迁延不愈。肌体的肌肉和筋膜在适当的负荷运动调节下，能够动员并使具有耐受持续性疲劳特性的肌肉纤维比例增加，修复并且保持它们的正常性能，使其能够发挥正常生理功能，并且消除局部炎症，从而防止疼痛的发生。

想要预防肌筋膜炎，在日常生活中需要注意以下几个方面：

（1）不能长时间持续一个姿势学习、工作或者娱乐，每隔 45 分钟左右，停下来休息一下，进行头颈肩胸腰背部的放松。

（2）注意天气变化，防寒保暖，防止湿寒侵袭。

（3）有条件的话，每天保持半小时左右的全身体育锻炼，或者每周进行至少2次中等强度以上的全身体育运动，同时在体育锻炼前应该先进行热身活动，强度应循序渐进，减少局部强烈的冲击性活动。

（4）如果患者本身有其他的基础疾病，则需要遵循专业医生的医嘱进行功能锻炼，从而达到在安全的前提下预防疾病的效果。

（孙俊龙）

肌筋膜松解术是个什么手术，安全吗？

肌筋膜松解术是一种经常用来治疗肌筋膜炎的微创手术疗法，通过松解机体肌肉和筋膜的粘连组织，起到缓解症状，治疗疾病的效果。用一支比铅笔的内芯还要细的穿刺套针、射频套针或者小针刀在 B 超或者 CT 引导下对发炎、损伤的肌肉、筋膜进行系统松解，从而消除机体相应部位的软组织粘连和无菌性炎症，同时恢复肌体正常生物力学关系，改善患者发病部位以及其周围病变组织的血液微循环，最终可以达到治愈病变部位肌筋膜炎的效果。这种治疗方法操作简单，并且具有速效性，比传统的针灸、推拿等方法疗程更短，而且治疗效果和治疗的安全性也得到了较为明显的提升，所以当前肌筋膜松解术在临床上很受肌筋膜疼痛综合征患者以及疼痛科医师的广泛认可，此种治疗方法目前已经作为国内外各种级别医疗机构疼痛

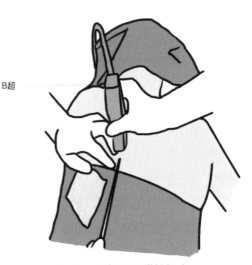

B超

图 14　B 超下肌膜松解术

科系统治疗肌筋膜炎疼痛的主要治疗方法之一。

随着当前医学影像学的迅猛发展，整个肌筋膜松解术的手术操作过程都可以在影像设备的引导下进行可视化操作。疼痛科医师主要利用 B 超或者 CT 进行实时可视化动态监测病变组织，也可以通俗地理解为医师能够通过"透视眼"一样的装置清晰地观察到病变的肌肉、筋膜以及神经等，穿刺针的每个细微操作都是在手术医师的严密观察中进行，治疗针能够较为精准地到达病变组织部位。医师在操作时，治疗针能够有效地避开病变组织周围的神经、血管、内脏及其他重要的器官和组织，所以这种手术方式不仅较为安全，而且能够避免传统治疗的"盲穿"，从而使手术疗效较之前得到大大提升，这种基于影像设备引导下的可视化肌筋膜松解术已经在国内外各级别医疗机构的疼痛科得到迅速推广应用，并受到了广大医护人员和患者的一致认可。

（孙俊龙）

得了肌筋膜炎需要住院吗，
可以一次性治疗好吗？

　　临床上，所有手术都是需要在病房专科的医师以及护士团队的评估和专业护理下进行手术前的准备以及手术后的康复训练。患者术前的准备工作主要包括身体方面的准备和心理方面的准备，虽然肌筋膜松解术是一种创伤很小的手术，但是对于大多数患者来说还是有必要接受住院治疗的，尤其是对于那些病变范围较广、患者年龄较大、合并基础病、状态较差的患者就更加需要接受住院手术治疗；另外，很多患者常常忽视必要的术前心理准备，事实上充分的术前心理准备是很必要的，患者术前良好的心态和积极的配合能够极大地增强手术操作医师的信心并且提升手术的治疗效果。患者手术之后短时间内的术后护理和指导也是非常重要的，不但能够降低手术后伤口感染的风险，还能够促进手术伤口的愈合、尽快修复治疗部位的正常功能，以上所述的这些治疗和护理措施都需要患者住院才可以进行。

　　肌筋膜炎一般是因为肌体肌肉、筋膜长期慢性损伤、反复出现无菌性炎症以及生物力学关系改变所导致的，所以想要彻底地治疗这类慢性疼痛常常需要进行一到两个疗程的手术治疗，并且需要患者进行相应的康复锻炼，同时改变不良习惯和姿势，每个治疗过程一般需要 2~3 次，每次需要间隔 1~2 周。有些病程比较短、症状比较轻的患者也有可能通过一次的治疗就能得到比较好的治疗效果，因此应该根据每个患者的病情情况制订出个体化的手术方案。

（孙俊龙）

肿瘤相关疼痛

每次化疗后都出现疼痛，怎么回事？

　　随着癌症患者五年生存率的提高，患者的生活质量越来越受关注。化疗不良反应严重降低了癌症患者的生活质量。广泛用于治疗实体瘤和血液恶性肿瘤的一线化疗药物可诱发外周神经病变。外周神经毒性症状隐匿，发展缓慢，容易被医护人员忽略。由于健康教育的不全面，患者对此症状也缺乏正确的认知和充分的心理建设。

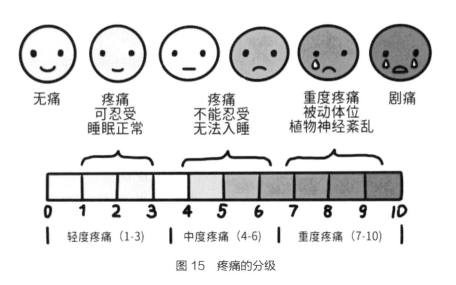

图 15　疼痛的分级

化疗致外周神经疾病是指使用抗肿瘤药物所致的外周神经功能紊乱所表现出来的一些症状与体征，为剂量限制型毒性。多种化疗药物可引起外周神经毒性症状，目前引起外周神经毒性的主要化疗药物有长春碱类、紫杉醇、铂类、硼替佐米等。外周神经毒性症状分为感觉神经、运动神经及自主神经受损表现，其中以感觉神经损伤的症状最为常见。感觉神经受损表现为温痛觉、位置觉、振动觉及触觉的异常；运动神经受损表现为随意运动、肌张力及协调能力减弱；自主神经病变主要表现为便秘、麻痹性肠梗阻、阳痿、尿潴留、体位性低血压等症状。化疗致外周神经疾病的表现为对称性，肢体远端最先出现，逐渐向上发展，一般最先是脚趾末端出现症状，但多数患者都是出现手部症状后才发现的。其中，化疗诱导的外周神经病理性疼痛是抗肿瘤药物常见的、严重且持久的不良反应。症状包括麻木、疼痛、灼热、刺痛、热/冷过敏、机械性超敏。这一不良反应限制了化疗药物的应用和剂量调整，甚至导致化疗的终止，而且还会作为长期后遗症，伴随患者数年，给患者造成极大的身心痛苦和精神负担。化疗药物导致疼痛的机制可能为电压门控性 $Na+$ 通道改变，干扰了轴突内离子的传导性，抑制了神经元的兴奋性。不同种类的化疗药物导致神经病理性疼痛的机制略有不同，主要涉及对微管的损伤、破坏线粒体的功能、调控离子通道活性、干预炎性反应与免疫调控过程等。化疗药通过调控神经元的能量代谢、结构功能等促进了化疗致神经病理性痛的产生与发展。针对化疗后疼痛常用的治疗药物包括抗惊厥药物、抗抑郁药物、阿片类药物和非阿片类药物。一线治疗药物包括 Ca^{2+} 通道 $\alpha-2-\delta$ 配体抗惊厥药物、三环类抗抑郁药、选择性 5- 羟色胺和去甲肾上腺素再摄取抑制剂、局部麻醉药物利多卡因，二线治疗药物包括阿片类药物和以曲马朵为代表的治疗药物，三线治疗药物包括其他抗抑郁药和抗惊厥药、膜稳定药和其他局部药物。度洛西汀是唯一被美国临床肿瘤学会临床实践指南推荐用于治疗化疗后疼痛的药物。另外，保守治疗方法如物理疗法，对化疗后疼痛的患者的感觉功能和运动能力也可起到改善作用。因此，多模式综合治疗在化疗后疼痛的治疗中是最有效的。

（贾佩玉）

是不是每个晚期癌症患者都会出现疼痛?

关于癌痛,很多人有一个错误的认识,就是把癌症和疼痛画等号,认为得了癌症就一定会痛。很多人想象的是,癌症患者都是"痛不欲生",痛得满地打滚。这当然是不对的,是典型的以偏概全。虽然部分癌症患者确实非常痛,但不能以此认为所有癌症患者都一定会疼痛。疼痛可以是癌症的一个表现,或是一个伴发症状,但不是必然会出现的。

为什么有的癌症患者会痛,有的癌症不会痛?取决于癌症病灶的侵犯或转移的位置、器官部位。疼痛是一种主观感觉,由"神经系统"介导,所以,如果癌症病灶大、病灶处神经丰富,癌症侵犯或压迫神经,则必然会有疼痛。有的是直接侵犯或压迫神经,有的则是间接作用的。比如,脑转移所致脑水肿,由于颅空间是固定的,脑水肿就会导致膨胀性压迫神经丛而出现疼痛。肿块如果在感觉神经分布丰富的地方,容易侵犯或压迫神经,那么就更容易出现疼痛,哪怕是早期或小肿块;而有的地方,即便肿瘤长到很大,已经转移了,也可能没有疼痛。

另外,还有一个常见误区是,有的人认为如果癌症患者有了疼痛,就一定是癌症发展到了晚期,而且认为痛得越厉害,分期越晚，简单地把疼痛和癌症分期联系起来。事实并不是如此，有的癌症早期也会疼痛，甚至可能非常痛，有的癌症晚期却可能根本没有任何疼痛。

当然，晚期转移性癌症，出现疼痛的概率更大，但不能根据疼痛来判断癌症的早期晚期。

在疾病后期，60%~70% 的患者都会出现疼痛，因此需要及时进行治疗。癌痛的治疗方法有很多，包括药物治疗和手术治疗。在药物治疗方面，需要根据疼痛程度来选用药物，程度较轻的可选用消炎止痛药，中度疼痛可用曲马朵等弱阿片类药物。如果特别严重需要使用强阿片类的药物。如果药物的副作用比较大或者是药物的镇痛效果不理想，可使用微创手术治疗方法，比如神经阻滞等，也可以做射频或者用冷冻的方法来进行神经破坏。

癌痛在初期多为慢性、隐匿的钝痛，随着病情的进展，慢性钝痛逐渐转变为锐痛、刀割样痛，可沿神经支配区放散。多数慢性癌痛表现为至少有两种原因导致的疼痛，即同一个癌痛患者所表现出的疼痛可以是多性质、多部位和多原因的。癌症患者在出现癌痛的同时，可以伴有焦虑、厌食、失眠和神经衰弱等精神心理方面的症状。癌痛会影响患者的情绪，对患者的日常活动、饮食、睡眠也会造成影响。

长期吃不好、睡不着会导致身体抵抗力下降，肿瘤细胞一般在人体抵抗力较差时发展最迅速，以致不利于癌症治疗。因此，当患者感到疼痛时，应及时告诉身边的人以获得支持和帮助，接受规范癌痛治疗以改善生活质量。

癌痛严重影响着中晚期癌症患者的生存质量。中医治疗癌痛具有使用安全、毒副作用少、无成瘾性和戒断性等优点，既有较好的止痛作用，又有抑瘤抗癌的功效。癌痛的病理性质总属本虚标实，大多是因虚而得病，因实而致痛，是一种全身属虚、局部属实的病症。癌性疼痛可分为气滞血瘀型和气血亏损型，气滞血瘀是由于气的运行不通畅，在某一部位产生阻滞的病理，局部出现胀满或疼痛的症状。对于气滞血瘀的癌痛以活血祛瘀、通络止痛为主要目的。气血亏损型癌痛主要以补益气血、温经止痛为主要目的，以达到治疗癌痛的效果。

（贾佩玉）

是控制癌痛重要还是治疗肿瘤重要？

疼痛是一种不愉快的感觉和情绪体验，伴有现有的或潜在的组织损伤。疼痛是主观的，是身体局部或整体的感觉。癌痛是疼痛的一种。癌痛并不是癌症发展到晚期的标志，癌症早期也会出现疼痛。

研究表明，80% 的癌痛通过积极治疗能得到有效控制。良好的疼痛控制有助于改善患者的睡眠和食欲，改善患者的情绪并享受生活，使患者的生活更加舒适，能改善患者的体质和免疫力，有机会进行更好的治疗。早期采取止痛治疗不但可以提高患者生活质量，还可以延长生存期。

以世界卫生组织（WHO）"三阶梯镇痛原则"为基础的药物治疗是癌痛治疗最基本和最常用的方法，但癌痛治疗中存在一些误区，严重影响癌痛控制及患者的生活质量。患者认为，癌痛是正常的，是癌症患者必须忍受的，肿瘤治好了，自然就不痛了。临床上医师往往更加关注肿瘤的治疗，而忽视癌痛治疗。他们认为控制肿瘤比控制疼痛重要，只有当疼痛剧烈时才用镇痛药。事实上长期疼痛严重影响患者及家人的生活质量，如造成患者睡眠和食欲不佳，使患者产生愤怒、疲惫、厌世等不良情绪，导致患者免疫力下降，肿瘤有了进一步发展的机会，所以控制疼痛跟控制肿瘤同样重要。

镇痛治疗的目的是缓解疼痛，改善生活质量。无痛睡眠是镇痛治疗的最低要求，理想的镇痛治疗除达到此目标外，还应争取达到无痛休息和无痛活动的目标，以实现真正意义上的提高生活质量的目的。

（贾佩玉）

阿片类药物会不会上瘾?

"鸦片"又叫"阿片",俗称"大烟",是罂粟果实中流出的乳液经干燥凝结而成。因产地不同而呈黑色或褐色,味苦。生鸦片经过烧煮和发酵,可制成精制鸦片,吸食时有一种强烈的香甜气味。吸食者"初吸"时会感到头晕目眩、恶心或头痛,多次吸食就会上瘾。

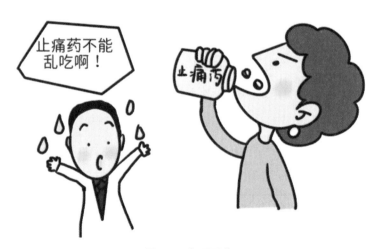

图 16　合理用药

自 20 世纪 80 年代初世界卫生组织提出"三阶梯镇痛原则"以来,国际上大力提倡在慢性疼痛中使用吗啡和其他阿片类止痛剂的口服控缓释剂型(以美施康定、奥施康定为代表),这类制剂应用现代高科技手段，使药物在胃肠道缓慢释放、吸收，血药浓度能在较长时间内保持稳定止痛浓度，不会造成血药浓度迅速上升，不易成瘾，因而是安全的。

所谓成瘾特征是持续地、不择手段地渴求使用阿片类药物，其目的是达到"欣快感"。这种对药物的渴求行为导致药物的滥用。虽然近年来癌痛治疗中阿片类止痛药的用量出现明显增加的趋势，然而滥用阿片类药物的人数却呈现下降趋势，证明通过合理用药并未增加阿片类药物滥用的危险。对剂量需求的增加并不是阿片类药物"成瘾"的信号，随着疾病的缓解，疼痛减轻，阿片类药物剂量是可以逐步减少的。

另外成瘾性的发生率与药物的给药方式有关。静脉注射大量止痛药物，使血内药物浓度突然增高，脑内浓度也明显增高，超过所需要的止痛药浓度，易成瘾。在慢性疼痛中采用阿片类药物的控缓释制剂，药物在胃肠道缓慢释放，使血内药物浓度在一定程度上保持恒定，成瘾的现象极其罕见。

在临床中常用的阿片类药物包括硫酸吗啡控释片（美施康定）、盐酸羟考酮控释片（奥施康定）、芬太尼透皮贴剂（多瑞吉）、盐酸吗啡注射液、盐酸吗啡片、美沙酮片、盐酸丁丙诺非注射剂、盐酸二氢埃托啡舌下含片、吗啡栓剂等。长期的临床实践证明，以止痛治疗为目的，阿片类药物在常规剂量规范化使用情况下，疼痛患者出现成瘾的现象极为罕见，长期服用吗啡和其他阿片类药物的患者中，成瘾的患者只占 0.029% 和 0.033%。

（贾佩玉）

有呼吸系统疾病，能吃阿片类药物吗？

由于阿片类药物具有呼吸抑制的不良反应，患者及家属担心肺癌患者可能因肺功能不良，对阿片类药物的耐受性低。但事实上肺癌患者可以安全有效地使用阿片类止痛药。因为肺部疾病所引起的呼吸困难是肺部病变所致，而阿片类药物对呼吸抑制是药物的中枢作用。阿片类药物本身不会加重肺部病变，合理使用阿片类药物，呼吸抑制是极少发生的。疼痛是阿片类药物呼吸抑制不良反应的天然拮抗物，合理用阿片类止痛药极少出现呼吸抑制。

主要的预防措施包括药物个体化，加强对患者镇静水平的评估，加强对患者的通气状况监测以及多学科联合管理等方法。

（贾佩玉）

一块"膏药"贴3天，这是什么神奇的膏药?

透皮贴剂是经皮给药的一种剂型，用于完整皮肤表面，药物透过皮肤屏障递送进入血液循环系统而起到全身作用。与口服或注射剂型相比，经皮给药是一种非侵略性的给药形式，具有可以避免肝脏首过效应、避免胃肠道代谢、延长有效作用时间及稳定血药浓度的优势。同时，可改善患者依从性，尤其是对一些自主行为不受控制的患者，解决传统给药方式困难大、风险高的情况。

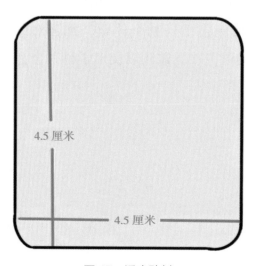

图 17　透皮贴剂

目前国内外对透皮贴剂的称谓尚无明确统一的叫法，据不完全统计，国外已获批的透皮贴剂名称包括 Transdermal patch、Patch、Film、Tapes 等。在我国，包括透皮贴剂、透皮贴片、贴片、缓释贴片等。2020 年版《中华人民共和国药典》贴剂项下，将透皮贴剂定义为用于完整皮肤表面，能将药物输送透过皮肤进入血液循环系统起全身作用的贴剂。《美国药典》将透皮给药系统定义为用于皮肤能将药物透过皮肤真皮层达到全身作用的给药途径。《欧洲药典》定义为：透皮贴剂为具有不同给药面积、含有一种或多种活性成分的药物制剂，用于完整皮肤表面，能透过皮肤屏障将药物递送至体循环。透皮贴剂通过扩散而起作用，药物从活性层／贮库中扩散而直接进入人体皮肤和血液循环，若有黏合层／控释膜则通过上述两层进入皮肤和血液循环。

透皮贴剂可大致分为骨架型与贮库型两种。骨架型由骨架材料控制药物的释放，结构简单、成本较低且较易生产；贮库型由贮库与皮肤间的控释材料控制药物的释放，处方灵活性好但生产工艺较复杂。

FDA 说明，骨架型透皮贴剂通常由背衬层、含有活性物质的支撑层、保护层组成，部分骨架型透皮贴剂还包括黏合层。其含有一种或多种活性成分，溶解或混悬于各种成分的混合物中，包括黏合剂、促渗剂等。贮库型透皮贴剂的活性组分通过热封区域截留在背衬层和控释材料之间。在其生产、贮藏、运输及临床使用过程中，由于热封区域泄露（如控释膜破损）等易导致药物倾泻等安全性风险，故目前国内外监管机构均鼓励将开发重点放在骨架型透皮贴剂上。

透皮贴剂具有给药方便、安全有效性良好等特点，极大地提高了患者的依从性。自 1979 年美国食品药品监督管理局（FDA）批准了首个透皮贴剂——东莨菪碱透皮贴剂上市，透皮贴剂投入市场已经有四十多年，但由于受到活性成分分子量、亲水／亲油性和熔点等因素的影响，药物品种、数量仍十分有限。尽管透皮贴剂研究存在诸多困难，但其独特的临床优势以及广阔的前景，仍吸引大量的研究者。随着临床需求增长以及各项研究的深入，透皮贴剂在帕金森、阿尔茨海默病、抑郁病症、精神分裂症、抗炎镇痛等领域获得更加广泛的发展。

（贾佩玉）

头疼牙疼的时候医生说不疼就不用吃药了，为什么晚期癌痛要定时服用止痛药?

对头疼牙疼发作的病例，医生往往会告诉患者，疼了要吃药，不疼就不用吃药了;而对于晚期癌痛等慢性疼痛患者，医生却建议要定时服用止痛药，并且需要长时间服用。这是为什么呢?

癌痛是伴发于癌症的一种病症，它是随着癌症的发生、发展、治疗而产生的一种独立的疾病。有数据显示，初诊癌症患者的疼痛发生率约为 25%，而晚期癌症患者的疼痛发生率可达 60%~80%，其中 1/3 的患者为重度疼痛。

癌症疼痛一般是内脏疼痛，往往是肿瘤直接侵入引起的疼痛，肿瘤可使局部发生坏死、溃疡、炎症等，引发疼痛，疼痛区域定位不明显，范围广;肿瘤也可因侵犯、压迫或转移而造成相关部位神经根部、神经干、神经丛或神经等疼痛，疼痛剧烈而长久;肿瘤也会引起强烈的自主神经反射和骨骼肌痉挛，引起自主神经症状，表现复杂多样;此外，肿瘤也会引起心理反应引发精神性症状而发生疼痛，疼痛表现具有不确定性。因此，对癌症患者应该进行疼痛筛查，进行详尽地癌痛评估。癌痛评估是合理、有效进行止痛治疗的前提，应当遵循"常规、量化、全面、动态"的原则。

　　癌痛药物治疗，应当根据癌症患者疼痛的性质、程度，正在接受的治疗和伴随疾病等情况，按照癌症三阶梯镇痛原则合理地选择止痛药物和辅助镇痛药物，个体化调整用药剂量、给药频率，积极防治不良反应，以期获得最佳止痛效果，且减少不良反应。需要特别注意的是，癌痛药物治疗往往采用多药联合、使用最小有效剂量、个体化给药的原则，并需要按时给药，稳定体内药物的浓度，使得药物的代谢与癌痛的时间轴相吻合，从而很好地控制疼痛。如果不规律服药，药物的浓度与疼痛的发生时间不匹配，达不到有效控制疼痛的目的，并且有可能形成疼痛的恶性循环，造成即使服用更大的剂量都无法控制。因此，癌症疼痛的患者必须根据疼痛的性质和时间，进行药物选择与调整，找到合适的药物搭配模式，并按时服药以保持血液药物浓度的稳定，从而达到控制疼痛的目的。

（解温品）

害怕以后疼得厉害没有办法了，可以停药吗？

疼痛科医生经常会遇到"怕吃药、拒绝吃药"的患者，这些患者有的担心"小痛吃了药，大痛会无效"，有的担心"是药三分毒，能忍就不吃"。服用止痛药存在着较多误区，容易造成病情的掩盖和反复，甚至耽误诊治。

事实上，随着社会的进步和文明的发展，患者的就医理念及健康需求已经有了极大的提高。疼痛患者应当向医生如实、详细地描

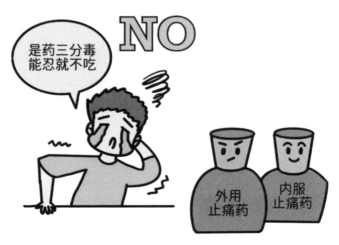

图 18   正确服用止痛药

述疼痛发生的情况，以便医生综合考虑确定检查手段，尽早判定病因，制订治疗方案。即使疼痛原因复杂，医生一时无法准确判断，可以先对症治疗或者进行诊断性治疗，把疼痛控制住，随后再进一步检查和治疗。

医生在制订治疗方案时，会充分考虑患者的病情因素与身体状况，同时会考虑药物的相互作用及不良反应。在用药时，我们建议"遵从医嘱、按时服用、及时反馈"。原因有二：一是药物起效需要时间，代谢也各有规律，比如缓释片、控释片；二是药物在体内有有效浓度，只有达到有效浓度才会有良好的止痛效果。如果自作主张，只在痛到无法忍受时，才选择吃止痛药，不疼也就不吃了，这样吃吃停停，不规范用药，不仅疼痛不容易被控制，而且会引起药物代谢紊乱，甚至加重病情。因此，定时定量地遵医嘱服用止痛药，并及时把服药后的效果及不良反应反馈给医生，才是吃药的正确方法。

对于癌症来说，疼痛治疗往往是一个长期的过程。在这个过程中，应尽早在医生指导下服用药物，按时服药可以使血药浓度维持得平稳，并维持在最低有效浓度，从而既可以保持药物作用，又保证了药物的安全有效和最低的镇痛药量。相反，如果担心以后疼得厉害没有办法了，自作主张少吃点药，能忍就忍，等到痛到忍无可忍时才吃药，此时疼痛长期得不到有效治疗，患者容易出现情绪反应和交感神经功能紊乱，表现为痛觉敏感和异常疼痛等难治性疼痛，疼痛会变得更加复杂难治。另外，按时服药还可以减少药物成瘾性的发生。

（解温品）

吃了大量阿片类药物，疼痛是改善了，
可是便秘得厉害怎么办？

俗话说"是药三分毒"，说的是药物在治疗疾病的同时，往往也产生不良反应。止痛药也存在不良反应，而且不同种类的止痛药，其不良反应也不一样。比如说非甾体类止痛药对胃肠道的不良反应会多一些，有胃溃疡病史的患者就不宜选用这类药物；而阿片类止痛药，可能会出现恶心呕吐、呼吸抑制、瘙痒便秘等不良反应。所以患者在就诊时应当说明合并疾病情况，以便医生正确选择合适的止痛药物。

阿片类药物是指用阿片（如罂粟）中提取的生物碱及体内外的衍生物而加工合成的药物，如吗啡、羟考酮等。它们可与中枢特异性受体相互作用，能很好地缓解疼痛。正是因为其可靠的治疗效果，阿片类药物在癌痛患者中应用日益广泛。近些年来，阿片类药物在提供良好的镇痛作用得到肯定的同时，其引起的不良反应也越来越受到关注。

临床研究发现，恶心、呕吐等阿片类药物的不良反应大多是一过性的或可耐受的，一般仅出现在用药的最初几天，数日后症状多自行消失。便秘是阿片类药物最常见的不良反应，其发生机制是：

阿片类药物不仅对中枢神经系统的 μ 受体产生作用，而且对胃肠道中阿片受体也能自由地结合，当其作用于结肠时，可导致运输延迟、肠道分泌减少，增加干硬粪便的形成，当其作用于直肠时，肛门括约肌张力增加并抑制肛门松弛反射，导致排便困难，从而发生便秘。便秘可发生于治疗的全过程，影响甚至制约着该类药物的应用。多达 1/3 的患者只得减少阿片类药物的剂量或完全停药，阿片类药物引起的便秘已经成为阿片类药物治疗癌痛的一大障碍。

针对服用阿片类药物后出现的便秘问题，医务人员进行了大量尝试和实践，积累了丰富经验。常用的预防和治疗的方法是：进行护理宣教，告知药物服用的注意事项及可能出现的反应，同时加强排便的生理教育，养成合理的饮食习惯（增加膳食纤维含量，增加饮水量）及坚持良好的排便习惯，增加活动。若症状比较轻，停药后就会缓解，如果症状比较重，就需要及时治疗。药物治疗有对症治疗的泻药（软化剂、润滑剂、渗透性和刺激性泻药）和微生物制剂等。多库酯钠等软化剂，可以让水和脂质穿透粪便，从而软化粪便；乳果糖、聚乙二醇（PEG）、氢氧化镁或柠檬酸镁等渗透性泻剂，可以在肠道内形成高渗，将水吸入肠道，从而使粪便水化；液状石蜡等润滑剂泻药可以软化粪便和润滑肠道内壁来帮助排便；番泻叶、比沙可啶、匹克硫酸钠等刺激性泻药可以刺激肠腔感觉神经末梢，从而刺激结肠运动，减少结肠水吸收。微生物制剂主要用于纠正肠道菌群失调，改善体内微生态，促进肠蠕动从而改善便秘症状，常用的有双歧杆菌活菌抑制剂和双歧三联活菌制剂等。另外，还可以使用中药来防治便秘，如麻仁丸、麻仁软胶囊、补中益气汤、大承气汤、芦荟通便胶囊等。此外，当发生粪便嵌塞时，可以开塞露外用或者用肥皂水灌肠，起到促进排便的作用。但当便秘症状严重，或者延续时间长，患者不能耐受时，需要改变药物给药方式，更换药物或者寻求其他治疗方案。

（解温品）

除了口服药，癌痛还有其他治疗方法吗？

2018 年 8 月 27 日，国家卫健委发布《关于印发癌症疼痛诊疗规范（2018 年）的通知》（国卫办医函〔2018〕734 号），对癌痛的诊断、治疗和研究等进行指导和规范，目的是完善重大疾病规范化诊疗体系，提高医疗机构癌痛诊疗水平，积极改善癌症患者生活质量，保障医疗质量和医疗安全。

根据癌症疼痛诊疗规范，对于癌痛，我们首先要遵照世界卫生组织（WHO）提出的三阶梯镇痛原则：第一阶梯疗法针对的是轻度疼痛，吃一些普通的消炎止痛片就可以了。第二阶梯疗法针对的是中度疼痛，世界卫生组织推荐弱阿片类药，比如说曲马朵、可待因这类药物。第三阶梯疗法针对的是重度疼痛，推荐吃强阿片类药，像吗啡、羟考酮等。这是癌痛治疗的一个最基本的治疗方案，通过三阶梯镇痛原则能使 70%~80% 的患者获得很好的疗效。

除此之外，还有 10%~20% 的患者，吃药效果不好，比如吃了很多药都不管用，或者吃药虽然管用，但容易发生过敏、便秘等不良反应作用，不能耐受，又或者疼痛程度剧烈，药物不能完全控制。为此，疼痛科还有第四阶梯疗法，包括神经阻滞、神经介入、神经调控等微创技术，如全植入式鞘内药物输注系统（吗啡泵）植入术、脊髓电刺激术（SCS）、腹腔神经丛毁损术、骨水泥植入术、粒子植入术等，这些构成了疼痛科治疗癌痛的核心技术，弥补了口服药物癌痛控制不满意的问题。

　　总之，疼痛从业人员在临床中积累了丰富经验，完善了专业理论体系，诊疗技术近几年也实现了跨越式发展。目前，多模式、多环节、多方法的癌痛治疗技术，能够有效控制疼痛，为患者带来舒适生活，可以真正提高患者的生活质量，在舒适化治疗历程上取得了可喜的进步。

（解温品）

为什么要选择全植入式的鞘内注射泵？

全植入式的鞘内注射泵，亦称全植入式鞘内药物输注系统，简称吗啡泵，是通过手术将导管植入人体（蛛网膜下腔），镇痛药盒通常埋藏于皮下，医生通过程控仪来控制药盒内泵出的药量，把镇痛药直接输送到中枢神经系统，相当于在患者体内搭建全天候输入镇痛药的"快速通道"。该技术是治疗疼痛的第四阶梯疗法之一，也是目前国际上公认的治疗顽固性疼痛的有效方法之一。

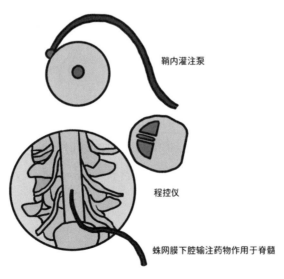

鞘内灌注泵

程控仪

蛛网膜下腔输注药物作用于脊髓

图 19　全植入式鞘内注射泵

全植入式的鞘内注射泵可直接把阿片类药物送入蛛网膜下腔，阻断或抑制疼痛信号的传导。该疗法具有以下优势：一是高效镇痛，通过中枢靶控给药，直接把阿片类药物送到脊髓后角，显著提升镇痛质量；二是镇痛药用量及不良反应少，鞘内镇痛泵每天镇痛用药量仅相当于口服用量的 1/300、静脉用量的 1/100、硬膜外腔植入用量的 1/10，可明显减少药物不良反应；三是长时效镇痛效应，由于给药通道易于护理，相对安全，可以长时间使用；四是降低整体医疗费用，在减少药物使用、提高镇痛效果的同时，可明显降低药品及管理相关费用；五是完善的疼痛管理新模式，可持久稳定镇痛，可体外程控、灵活和个性化给药，还有强大的数据储存功能且携带方便易跟踪随访。

全植入式的鞘内注射泵适用于常规口服给药效果不满意的顽固性疼痛，或者常规口服给药容易发生恶心、呕吐、便秘等不良反应的患者，也适用于疼痛剧烈、预期生存期较长的癌痛等，作为多模式镇痛的一个环节，在个体化疼痛诊疗中发挥"突击"作用。

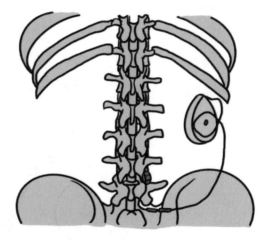

图 20 "吗啡泵"

总之，全植入式的鞘内注射泵为疼痛科治疗难治性癌痛和其他顽固性疼痛提供了一条"高效途径"，也为难治性 / 顽固性疼痛患者提供了一把"万能钥匙"。

（解温品）

处方笺

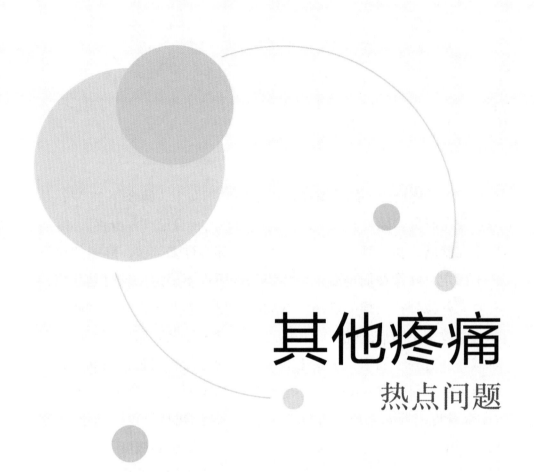

其他疼痛
热点问题

医师：＿＿＿＿＿＿＿＿＿＿＿

临床名医的心血之作……

心因性疼痛

心因性疼痛典型病例

　　一天，疼痛中心的诊室里走进来一位李女士，她今年28岁，是一名公司职员。她告诉医生，最近两周她觉得自己"浑身疼"，疼痛出现在胳膊、腿、腰、臀、后颈及后背部等许多部位，疼痛的位置并不固定，好像在周身游走，疼痛的性质也不确定，有时是酸痛，有时又好像针扎一样的刺痛。两周时间里，李女士尝试过拉伸和按摩，但效果不明显。晚上好好休息，第二天早上起床疼痛不适会有所减轻。有一个周末，王女士和闺蜜一起逛街、聚餐、唱歌，这是她记忆中两周里唯一长时间没有出现疼痛的时候。医生追问李女士："在全身疼痛开始之前，有没有发生什么特别的事情？"李女士回忆，一个月前，自己最亲爱的奶奶去世了，她感到极度悲伤难过，以泪洗面了好几天后，又开始胡思乱想，担心奶奶的疾病会不会遗传到爸爸和自己身上，担心父母也有一天离开自己等。两周前，李女士出现了疼痛症状，并有愈演愈烈之势。

　　疼痛的出现无疑让李女士的忧虑雪上加霜，她马上到医院进行检查。首先为她接诊的骨科医生给她进行了脊柱等的影像学检查，没有发现任何异常；李女士随后到神经内科就诊，神经系统的检查也没有发现特殊异常；后李女士经医生推荐，来到了多学科共同组成的疼痛中心就诊。经医生仔细询问病史，反复确认相关结果后，心身医学科医生认为，李女士的疼痛与亲人去世后的悲伤焦虑有关，诊断为"躯体症状障碍"。这一疾病的特点是有明显的躯体症状，让患者非常苦恼，但是在仔细相关检查后却并没有能解释相关症状的器质性病变，或者说，是心理问题以身体疼痛或功能障碍等形式具体表现了出来。于是医生为李女士进行了数次心理辅导，并开具了一些药物辅助治疗。在治疗结束时，李女士的症状已经完全缓解，重新积极乐观地回归了正常的生活和工作中。

（蒋龙）

出现什么症状提示可能是心因性疼痛？

"心因性疼痛"这一名词说明在精神性疾病状态中，疼痛是实际存在的，但因为这样的疼痛并非由于伤害性刺激或者神经功能异常引起，因此心因性疼痛表现出来的特点也和我们一般而言的疼痛有所不同（另见《典型病例》）。

首先，心因性疼痛主要表现为严重慢性疼痛，但是疼痛的部位、性质、程度往往都不确定。疼痛部位可在周身游走，可见于身体任何部位，以头颈、下背部、心前区等更多见，疼痛区域与现代医学已知的神经解剖分布不一致。疼痛性质不大确定，患者很难准确描述疼痛是什么样的。疼痛的严重程度和部位还会随着心理状态的改变而不断变化。

其次，患者在反复接受了各种医学检查后，都难以发现能解释疼痛的器质性病变或病理生理变化。反而在仔细、反复、深入地患者沟通后，可以发现心理社会因素引起相关症状的蛛丝马迹。在疼痛发生或加重前，患者往往经历过一些痛苦的事件，而疼痛能使患者回避这些对自己不利的事情、获得社会的支持甚至获得经济补偿等。

另外，许多的临床数据显示，单纯使用常规镇痛药物对这类患者的疼痛治疗收效甚微，甚至根本无效。反倒是有些患者在环境改变、注意力转移的时候，疼痛会有短时间的缓解或消失。而一旦环境恢复或是注意力重新回到原有事件上，疼痛又会如期出现。

部分出现心因性疼痛的患者会发展到用自己特殊的语言或动作描述自己的疼痛，甚至处于"自己说不清，别人听不懂"的状态。他们由于经受多个部位、多种性质疼痛的反复困扰，还可以出现辗转于多家医院、多个科室反复就诊的情况。

（蒋龙）

哪些情绪变化可能和心因性疼痛有关?

与人们的一般认知相一致，恐惧、焦虑、失望、不耐烦等负面情绪可使疼痛感知的阈值降低，也就是说处在这类情绪中的人会更容易感觉到疼痛（即使这样的刺激在平时并不引起疼痛），而愉快、兴奋、有信心等积极的情绪相反可提高疼痛感知的阈值。

一些特定的心理问题与心因性疼痛的产生密切相关，常见的包括抑郁症、焦虑障碍等。抑郁症的主要表现为情绪低落、兴趣减退、疲乏、自卑、自罪、注意力下降、早醒失眠等，严重者还会出现自伤自杀的想法，甚至付诸行动。有研究显示，抑郁症患者中65%伴有疼痛症状。焦虑障碍的主要表现是难以控制的胡思乱想、多思多虑、心神不定、坐立不安以及无法查出病因的躯体不适，如多汗、手抖、心慌等。这类患者通常因为存在肌肉持续紧张收缩，也很容易出现疼痛症状。

心因性疼痛常和精神疾病如影随形，无论是精神心理问题伴随疼痛，还是疼痛导致情绪精神异常，都不应抱着"缓缓再说"甚至讳疾忌医的心态，及早对情绪问题进行干预才能有助于改善疼痛的预后，避免疼痛和心理问题相互影响形成恶性循环。

（蒋龙）

只是疼痛，为什么要吃
抗抑郁药和抗精神病药？

2015 年，在美国发布了《精神障碍诊断与统计手册（第 5 版）》，英文缩写简称 DSM-5，在其中将我们目前所说的心因性疼痛诊断命名为"躯体症状障碍"。所谓心因性，正说明此类疼痛的发生常与心理精神因素相关，如之前提到的抑郁症、焦虑障碍等。因此，已经有大量的临床数据显示，对这些心理精神问题进行治疗可以缓解心因性疼痛，常用药物包括了抗抑郁药物和某些抗精神病药物，比如兼具抗焦虑作用的抗抑郁药物、苯二氮䓬类或非苯二氮䓬类抗焦虑药物、某些可以辅助抗抑郁药效果的抗精神病药等。临床上，医生会根据具体情况进行诊断，判断疼痛与各种心理精神问题之间的相关性，选择合适的药物类型及联合用药方案。

心理治疗也是治疗心因性疼痛的有效治疗方法。心理治疗更适合于已经临床诊断为心因性疼痛，且有主动意愿寻求帮助，愿意配合心理治疗师相关治疗过程的患者。常用的心理治疗方法包括精神分析、认知行为治疗、家庭治疗等，心理治疗师将根据来访者的具体情况选用最适合的心理治疗方法。

（蒋龙）

除了吃药，还有什么方法
可以缓解心因性疼痛？

如果诊断了心因性疼痛，而患者本身有配合治疗的意愿，那么在药物治疗的方法之外，也有许多其他非药物治疗方法可以改善症状。

一是心理治疗。像我们之前提到，心因性疼痛的发生往往有一定心理社会因素，甚至是人生早期的不良经历，这些不良事件和疼痛之间的关系有时可能隐藏较深，并不能轻易被患者自己所认知。因此，通过寻求心理治疗师的帮助，可以在医生的帮助下积极寻找引发疼痛的过往生活事件，增加自我认知，了解疼痛根源，并进行相应调适。

二是加强疼痛知识学习。现在获取医学科普知识的途径多种多样，因此在有条件有能力的情况下，鼓励患者多了解一些疼痛相关知识，正确认识疼痛的原因及诱因、疼痛的发展及预后、疼痛的多种治疗方法，可以减轻对疼痛的恐惧心理和紧张情绪，增加对治疗的信心。

三是尝试自我放松训练。一种简便快速的方法是"正念呼吸法"，即保持深长而缓慢的呼吸，用鼻吸而用口呼，一呼一吸循环控制在 15 秒左右，如果身体条件允许，可以在深吸气和深呼气末都适当屏气 1 秒，每次做 5~15 分钟，有条件者可以延长至 30 分钟。现在，已经有许多手机软件可以帮助进行相关的练习。另外，做瑜伽、打太极拳、听舒缓音乐等也都是有效的自我放松方法。

四是改善睡眠。高质量的睡眠有助于缓解负性情绪，而如果因为疼痛引起失眠，则会影响到疼痛的治疗。有许多方法可以帮助心因性疼痛患者改善睡眠质量，如规律作息；睡前避免饮浓茶、咖啡、有兴奋剂成分的饮料，避免饮酒、吸烟等，以免引起大脑兴奋；睡前避免过饱，更忌暴饮暴食；睡前不看引起兴奋的书籍、影像、视频等；保证卧室环境适宜睡眠，如保持安静、调节温度适宜、遮挡光线、休息环境中布置一些让自己舒适的物品等。如果通过以上方法仍不能获得较好的睡眠，还可以在医生指导下使用一些镇静安眠药物辅助睡眠。

五是发展兴趣爱好。在通过前期治疗，疼痛有所缓解时，便鼓励患者逐渐发展或找回自己的兴趣爱好，转移注意力，减少对疼痛的关注。这样不仅有助于进一步降低疼痛程度，更有助于帮助患者回归正常生活工作，提高生活质量。

（蒋龙）

心因性疼痛可以预防吗？

心因性疼痛的成因复杂，既有前面反复提到的心理社会因素，也有患者本身遗传因素等的参与，因此，明确这类疾病的预防措施并非易事。但目前，我们还是有一些建议可以帮助减少心因性疼痛的发生。

一是调节自身心态，增加应对应激事件的能力。生活中一些导致严重精神刺激甚至精神创伤的事件，我们称之为"应激事件"。在遇到这样的事情的时候，要学会心理调节，力争以沉着冷静、积极乐观的态度对待。所谓"宠辱不惊，闲看庭前花开花落；去留无意，漫随天外云卷云舒"，在生活中要保持平常心态，始终以放松的心情看待所谓的艰难坎坷，不需要给自己过重的心理负担，用积极的心态保护自己，这样还可以提高疼痛感受的阈值。

二是及时宣泄不良情绪。在不良事件刺激、内心负面情绪累积而无处宣泄时，身体就可能转而以躯体疼痛的形式将这样的负面刺激表现出来。因此，平时应当多与亲人朋友沟通，适当增加社交活动，及时表达自身情感体验。如果这样的方式并不适合比较隐忍内向的你，也可以在独处时通过唱歌、呐喊、哭泣等方式及时发泄积聚在心中的愤怒、悲伤等情绪。写作、绘画、制作手工等也是很好的情绪表达方式，通过将内心的情绪实体化，可以帮助了解自己的内心状态，帮助进行自我调节。

第三是运动。一般我们建议选择有氧运动，强度可以根据自身情况进行调整。不管是在健身房里挥汗如雨，还是简简单单地骑骑车、跑跑步，都不失为有益的方法。运动对肌体许多系统功能的增进作用早已无需多言，对预防心因性疼痛而言，运动过程中即可释放负面情绪、放松自我，同时还有利于接触他人、接触群体、接触社会，帮助建立更积极的心态。

（蒋龙）

舒缓治疗

什么是舒缓治疗，是不是只有癌症患者才能接受舒缓治疗？

　　每年 10 月第一个周六，就是"世界临终关怀以及舒缓治疗日"，其主题主要由相互关联的"舒缓治疗"和"临终关怀服务"两部分组成。这个纪念日希望增强人们对舒缓治疗和临终关怀重要性的认识，打破临终关怀的偏见，最终达到保障生命最后阶段的生活质量的目的。

　　首先，舒缓治疗并不局限于癌症患者，它可以帮助任何患有重病、生命有限的患者，包括严重的肾衰竭或者心力衰竭，各种原因所致的肝硬化失代偿期、肝功能衰竭，末期肺部疾病，进行性神经性疾病以及其他导致患者预期寿命较短的疾病。其次，舒缓治疗也不单单局限于生命的最后阶段。最早，舒缓治疗被视为仅用于不适合根治性治疗的患者，但随着医学的发展，人们发现这种以控制患者症状和提高其生活质量为主要目的的支持性治疗，在医疗过程中的任意阶段都十分重要。因此对于处于疾病各期的患者，舒缓治疗都是不可或缺的医疗内容。

　　舒缓治疗被定义为"为重症患者提供专业的医学治疗，用来缓解症状、疼痛、压力，而无论最终的诊断是什么"。舒缓治疗的目的是改善生存质量，即患者及其家属在面对致命性疾病相关问题时的生存质量，缓解患者在疾病各个阶段遭受的痛苦，而不仅限于生命终末期的治疗。

（严欢）

舒缓治疗是不是就是临终关怀，
意味着快走到生命的尽头了？

舒缓治疗不等同于临终关怀。美国的临终关怀项目，会为临终患者提供舒缓治疗，其重点是缓和，而不是治愈疾病。在美国，患者需满足期望寿命 ≤ 6 个月，才适合接受临终关怀。而舒缓治疗，旨在缓解所有阶段的重症患者的痛苦，并不限于临终阶段。舒缓治疗，可在任何重症的任何阶段给予，与治愈性、恢复性、延长生命的治疗同时进行。

舒缓治疗的主要原则包括：维护生命，把濒死当作正常过程；不加速也不拖延死亡；减轻疼痛和其他痛苦症状；为患者提供身体上、心理上、社会上和精神上的支持直到去世；在患者重病及去世期间为家属提供哀伤抚慰和其他帮助。

（严欢）

诊断疾病以后，出现什么症状意味着需要接受舒缓治疗？

舒缓治疗本身是一种积极的治疗手段，最关键的一点就是缓解患者因疾病带来的疼痛感，减低疾病对周围组织和器官的损伤，继而提高患者生活质量。舒缓治疗介入越早，对患者的好处也会越大。在患者确诊时，就开始启动舒缓治疗，与其他治疗手段结合在一起，能更好地减缓患者痛苦。例如多处转移的晚期癌症患者，癌症转移造成局部梗阻症状，这时候企图治愈疾病已经希望不大，但依然可以进行舒缓治疗，缓解梗阻从而达到改善患者症状的目的。又或者使用利尿剂减轻患者肺水肿、下肢水肿的情况，给予吸氧、使用药物减少呼吸道分泌物以改善患者呼吸困难，使用吗啡镇痛等，这些都是舒缓治疗的手段。

（严欢）

舒缓治疗为什么还需要家人参与?

在舒缓治疗中，家人如能保持相对稳定的心理状态，并能与医务人员合作，就能使舒缓治疗取得更满意的效果。家人在舒缓治疗中能起到其他人或者其他任何治疗无法替代的作用。家人可以缓解患者对死亡的恐惧和焦虑，让患者带着爱和温暖离开。家人能够应用多种方法给患者心理上的支持，在言语、态度和行为上给患者亲切、真挚、温暖和安全的感受。因此家人的参与在舒缓治疗中非常重要。

经过 40 多年的发展，舒缓治疗目前在国外已经发展成熟，并已形成了舒缓医学专科。而在我国，也有越来越多的人开始认识舒缓治疗的意义、接受舒缓治疗对患者及其家属带来的益处。愿每位患者都能在与疾病抗争的时光中获得舒适、尊严，直至有准备地、平静地离世。

（严欢）

悬吊运动疗法（SET）

医生一直说的核心肌群是什么？

　　为什么有的人好像有"运动细胞"，玩什么项目都可以，而有的人却连走路都走不稳呢？为什么有的人拥有纤纤细腰，而有的人虽体形消瘦但小肚子却明显的突出呢？这就涉及核心肌群的讲解，下文将为您一一解密。

核心肌群的作用

　　核心肌群作为躯干重要的稳定肌群，对脊柱、骨盆起到良好的稳固作用，对腹腔内脏器提供充分保护，为身体在各个方向的活动提供动力。核心肌群是躯干活动的发力起始点，大部分躯体的活动完成最先开始收缩的便是核心肌群。并且膈肌还是最重要的呼吸肌。另外躯干是人体生物运动链上的枢纽环节，在运动中对技术动作的发挥和能量的传递起着至关重要的作用。要充分发挥躯干在生物运动链中的作用，躯干的平衡稳定性显得尤为关键，这就需要我们核心肌群的稳定性。核心稳定的概念在近几十年逐渐被人们所重视，其透过深层躯干肌肉的活化，来稳定腰椎和骨盆。稳定的核心能够将地面反作用力分散至各关节，并抵抗外在负重，使动作有更好的表现。也可以说核心是肢体的"地基"，稳定的"地基"才能使肢体动作流畅。假设将核心肌群视为房屋或建筑的"地基","地基"可以隔绝寒冷，防止水分流失，抵御恶劣天气带来的风险和损害，并永久地支撑建筑物或房屋。如果地基铺设不当，维护不善或使用低质量材料制造，建筑物可能会随着时间的推移而受损，甚至坍塌。

核心肌群的范围及分类

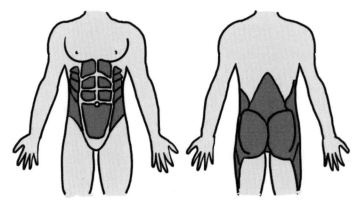

图21　核心肌群

核心肌群的范围是从胸的中部到大腿中部，包括正面、两侧、后面能够调控人体重心达到维持躯干平衡稳定的肌肉的统称。据脊柱的功能分类，可以将其分为稳定肌和运动肌两类，稳定肌通常位于脊柱深部，起于脊椎，多呈腱膜状，具有单关节或单一节段分布的特点；以慢肌为主，耐力性活动时被激活，稳定肌群主要有骶棘肌、横突棘肌、横突间肌、棘突间肌、多裂肌等，这些肌群通过离心收缩控制肌体活动和具有静态保持能力；控制脊柱的弯曲度和维持脊柱的机械稳定性。运动肌位于脊柱周围的表层呈梭状，具有双关节或多关节分布，以快肌为主，在爆发性活动时被激活，这些肌肉收缩通常可以产生较大的力量，通过向心收缩控制肌体的运动，如背阔肌、腹外斜肌、竖脊肌及腰部的腰大肌，这些肌肉控制脊柱运动并且应付作用于脊柱的外力负荷，它们都在某种程度上参与脊柱运动和稳定性调节。

腹横肌是核心肌群的重要组成部分

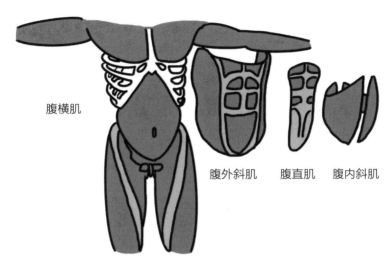

图 22　腹横肌

　　腹横肌是腹部阔肌中最薄的肌肉，其纤维环绕腹部经胸腰筋膜与各个椎体的横突、棘突相连。腹横肌产生外侧的张力横向箍紧腰椎通过增加腹内压对抗外力的作用以及增加腰椎的稳定性在核心稳定性中起着重要作用。多裂肌是腰部椎旁肌群中最大和最内侧的肌肉，其位于棘突两侧，腰背筋膜的内侧缘。多裂肌的强直性收缩可以增加脊柱节段间的稳定性，对腰椎稳定性起着重要作用。运动过程中产生的收缩力，躯干深层的椎旁单关节肌肉，如横突间肌和棘突间肌有利于核心稳定性的维持。胸腰筋膜的后层主要为背阔肌筋膜，附着于棘突，维持矢状面的稳定性，胸腰筋膜中层附着于横突，可维持冠状面和矢状面的稳定性。腰方肌是腰椎稳定的一个重要肌肉、腰方肌的等长收缩可以帮助呼吸，增加腹内压，也可以维持脊柱在额状面和矢状面的稳定性。

（王博）

可以自己在家锻炼吗？

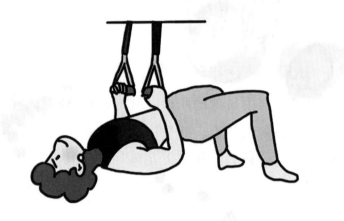

图 23　悬吊运动疗法

悬吊运动疗法（SET）因其治疗针对性强、起效迅速，在临床上很受患者的欢迎。但是由于悬吊运动疗法需要专业的治疗师来操作，以及需要使用专业的设备，患者最好去医院进行治疗。但为方便患者在家中自行锻炼，可以通过悬挂带帮助我们锻炼，在此介绍一些在家可以参与的徒手悬吊运动疗法，以下是该悬吊运动疗法的一些重要的注意事项：

（1）因为每个患者病情均不同，因此哪些动作适合自己需要医生来判断，不可盲目尝试。

（2）锻炼应尽量在无痛的条件下完成，轻中度的酸累是运动量适宜的表现，如果锻炼时或锻炼后疼痛加剧或者出现麻木等症状，应该停止锻炼，到医院就诊。

（3）做每个动作时不易快，要尽量将动作做得准确，动作到位后尽量保持一段时间（依个体情况保持 2~30 秒）。

（4）体操治疗起效时间较慢（通常 2~6 个月不等），需要有恒心才会有效果。

悬挂训练优势

悬挂训练带可以帮助训练者完成几乎全身肌肉的训练，提高力量、柔韧性和核心稳定性。悬挂训练的优势有以下几方面：

（1）悬挂带体积小巧，方便携带。

（2）适合不同健身水平的人群。

（3）改善平衡功能。

（4）锻炼腰背肌肉。

如何在家里做"悬挂训练"？

（1）站稳脚跟，面对悬挂带。双手伸直拉住悬挂带，调整位置，直到悬挂带和手臂成一条直线。拉住带子，身体慢慢往后靠，直到与地面约成 45° 角。注意让肩部、臀部和膝盖保持在一条直线上。重心稳住，手臂和后背肌肉慢慢用力，把身体拉高直至双手与肩部平齐。控制住身体，再慢慢往后靠，重复上一动作。

（2）背对悬挂带定锚点，抓住手柄，手臂前伸，拉紧悬挂带。身体慢慢朝着双手的位置前倾，直至胸部到达与手齐平的位置，注意保持膝盖、臀部和肩部在一个平面上。双手往前用力，让身体复位。

（3）先平躺在地上，把脚后跟放入足环，双脚绷直。大腿后跟腱慢慢用力让身体抬离地面，身体要像一整块木板一样绷直。膝盖弯曲，脚后跟逐渐靠近臀部，锻炼背部和腿部的肌肉。缓慢还原回到起始位置。

（4）面对悬挂带，双脚打开与肩齐站稳。伸手拉紧袋子，臀部下蹲慢慢降低重心，直至膝盖成 90° 直角。保持胸部和腹部肌肉处于紧张状态。膝盖微微打开，控制力量。用后跟力量抬起臀部，慢慢站立。

（5）背部拉伸，面对悬挂带，手臂上举抓紧悬挂带，慢慢降低重心，臀部往后蹲，四肢伸直，直至身体与腿部成 90° 直角。稳住重心，用腿部力量使身体复原。

（王博）

SET 是什么？怎么训练？

吊推拿运动技术

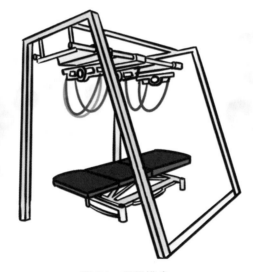

图 24　悬吊推拿

　　悬吊推拿运动技术（SET）可系统激活躯干核心肌群，加强神经中枢的传导和躯干肌肉强化，引导正确的协调运动和姿势控制模式。其主要机制通过牵引、减重和放松技术使紧张的大肌肉（Global muscles）松弛、通过关节活动度训练扩大关节活动范围，再进行以局部稳定肌（Local muscles）为目标的关节稳定性训练和运动感觉综合训练，后期则通过巧妙的悬吊技术利用自身体重进行渐进的肌肉力量训练。

训练强度和疗程

SET 治疗时，治疗师会根据患者当前状态和耐受水平选择运动方式和调节训练强度。①仰卧位下动作训练：在患者骨盆处及腰部使用宽带和弹性绳给予适当辅助，将患者的双腿分别置于非弹性吊带上，调整治疗床至患者躯干和下肢不在同一水平面，嘱患者上提肛门，收缩腹部，尽量抬高骨盆，做躯干伸直的动作。②患侧卧位下动作训练：患者髋部给予宽带和弹性绳减重，将非弹性绳和窄带挂于健侧下肢，嘱患者将患侧下肢向健侧下肢靠拢，躯干与下肢尽量保持在同一水平面上（患者功能较差可选用健侧卧位）；在俯卧位训练时，先于骨盆处和腹部给予宽带和弹性绳支持，足踝处利用窄带和非弹性绳悬挂，双肘与床面平行支持躯干，嘱患者做最大限度地屈髋屈膝，患者有疲劳感后回到起始动作。每次感到劳累或躯干伸直时保持姿势 15 秒，之后休息 5 秒，每个动作重复 20 次，训练强度及振动频率和振幅根据患者完成情况进行阶梯式调整，逐渐增加负荷或持续时间，组间休息时，给予循经推拿手法放松。在坚持"无痛原则"的基础上，患者需要治疗 1~3 次 / 周，每次训练时间约 30 分，每组训练过后休息 2~3 分。根据患者情况，10 次为 1 个疗程。治疗前后再对患者肌肉进行一些牵伸和松解。

训练注意事项

SET 治疗过程中会感觉肌肉些许酸痛疲劳，这是对薄弱的核心肌群训练后产生的正常反应，物理治疗的优势在于不涉及任何药物和化学成分，因此几乎没有任何不良反应，不必太过担心。但训练时需注意：

（1）要在本人能力承受范围内进行练习，不可急于挑战高难度动作。

（2）注意动作姿势，错误的姿势容易使肌肉和韧带受到损伤。

（3）训练中，悬吊带要始终保持张力，以确保动作的有效性。

（4）练习过程中，保持肢体用力均匀。

（5）训练要循序渐进，不能操之过急。

（王博）

除了去医院接受 SET 治疗，
平时要注意些什么？

注意姿势问题

慢性疼痛患者首先要重视姿势问题，保持良好的坐姿，尽量选择高矮合适的椅子，并保持良好的脊柱正常生理曲度，避免长时间坐沙发、小矮凳等。同时不要久坐，一般 1~2 小时左右要站起来，放松一下紧张的肌肉，做一些伸伸懒腰、屈伸侧弯腰部等动作，中间休息 2~3 分钟，平时搬东西时注意做好准备，可以适当地热身，不要突然

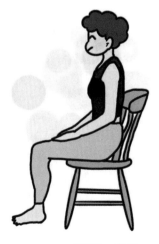

图 25　坐姿

使力搬重物，先适当下蹲后再搬东西可以减少腰部的负荷。

牵伸活动

平常我们在繁杂的工作中，可以穿插做一些简易的肌肉牵伸训练，具体方法为：①弓步，手扶髋关节处，前腿弯曲90°，后腿伸直，然后重心向前下方转移，使大腿根深处前侧有一定拉伸感，保持自然呼吸维持10~20秒。②平躺在垫子上，一条腿举起，大腿和臀部成90°，推拉膝盖和踝关节，越过另一条腿，使臀部外侧有一点拉伸感，保持自然呼吸维持10~20秒。③站立，一只脚放在椅子上，大腿保持正直，收臀向前，感觉大腿前侧大面积拉伸感，保持自然呼吸维持10~20秒。生活中很多人认为锻炼就是跑步、登山、爬楼梯等，其实盲目地去进行这些训练会对腰和下肢关节造成进一步的负荷，应接受正规指导。

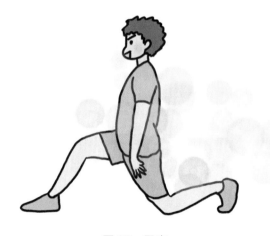

图26　弓步

饮食

在日常饮食中也需要注意，疼痛者应多吃维生素和纤维素，必须补充B族维生素，能调节神经代谢；补充维生素C和维生素D，它们是人体不可缺少的营养物质；一些脂溶性维生素的缺乏也会对患者造成一定的伤害。

1. 粗粮

粗粮富含植物纤维，可以获得身体健康必需的各种基础营养。全谷物类食物是镁元素的丰富来源，医学研究已经证明镁可以有效地缩短身体内部各种疼痛肆虐的时长。

2. 三文鱼

如果你正遭受慢性疼痛的折磨，那么就要在平时的饮食中多吃一些三文鱼。三文鱼内富含欧米茄–3脂肪酸及维生素D，欧米茄–3脂肪酸可以起到减轻疼痛的作用，而维生素D则可以帮助对抗慢性疼痛及日常的多种身体不适。仅仅3盎司（约85克）的三文鱼中就富含500国际单位的维生素D（维生素D的日推荐量为1000国际单位，60岁以上人士日推荐量为1200国际单位）。

3. 橄榄油

橄榄油被冠以"液体黄金"的美名，它富含抗氧物质多酚，这种元素被公认为可以抑制疼痛；此外橄榄油中丰富的不饱和脂肪可以增强骨骼强度及预防相关疼痛。橄榄油还是黄油的完美替代者，一茶勺橄榄油仅含120卡路里。

4. 天然香料

在中国家庭的厨房生活中，天然香料一直都只是充当小角色，通常大家都是为了增加食物风味的时候才少量的添加，殊不知像胡椒、生姜、姜黄等这些天然香料通常含有极其有益身体健康的元素，比如生姜含有的姜辣素、姜酮酚、姜烯酚和姜酮元素，可以起到类似于阿司匹林或布洛芬的镇痛效果；另一种香料姜黄，常见于印度和泰国菜肴中，其所含的姜黄素可以起到预防身体疼痛的效果。因此下次如果感到身体疼痛或不适，可以为自己沏一杯姜茶。

5. 草莓

草莓富含维生素C，而维生素C是强大的天然镇痛抗氧化剂；

一些研究发现，维生素 C 还可以预防关节炎及相伴的软骨损伤和关节病变症状的形成。

6. 绿色蔬菜

绿色系蔬菜中富含的维生素 K 有舒缓疼痛及维持骨骼强健和关节健康的作用。选购蔬菜的时候记得多留意那些颜色呈深绿色的绿色系蔬菜，比如菠菜，深绿色是维生素 K 含量丰富的象征。

7. 乳制品

酸奶或其他乳制品虽然没有前面介绍的食物在缓解疼痛方面的效果那么直观，但是乳制品中所含有的两种元素——钙和维生素 D 可以起到减缓慢性疼痛的作用。如果你属于乳糖不耐受体质，可以选择饮用豆奶或经过钙和维生素 D 强化过后的橙汁。

8. 葡萄系饮品

你所要准备的其实就是一瓶红酒和一只酒杯，这样就可以帮助你舒缓关节和肌肉疼痛了。红葡萄酒、白葡萄酒和葡萄汁都具有类似阿司匹林的镇痛效果；不过需要注意的是，尽管葡萄酒有上述的好处，但仍然建议葡萄酒的饮用量每天不超过 1 杯，因为葡萄系饮品中含有白藜芦醇元素是不适宜人体大量摄取的，这一元素在所有由天然葡萄发展出来的食物中都存在，所以下次不要在同一天里既吃葡萄又喝葡萄酒或葡萄汁了。

（王博）

No. 1656805

处方笺

结语

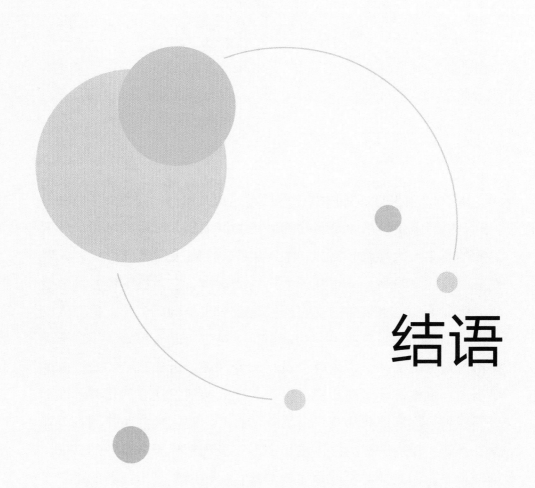

医师：_____

临床名医的心血之作……

疼痛科设立的意义

从 2002 年开始，国际医疗界逐渐达成共识——慢性疼痛是一种疾病。世界卫生组织更是将疼痛确定为继血压、呼吸、脉搏、体温之后的"第五大生命体征"。时至今日，疼痛疾病已成为危害人类健康的发病率最高、分布范围最广泛的疾病，它虽然不像心脑血管病、癌症等死亡率较高的疾病那样直接对生命构成威胁，但对人的生活、工作和家庭造成极大的负担，一旦患上此类疾病，生命质量将不可避免地下降，生命尊严更得不到保证。近年来，随着腰椎间盘突出、颈椎病、运动损伤、癌症等疼痛疾病发病率的攀升和人们保健意识、疼痛疾病治疗观念的逐步提升，我国疼痛医疗服务行业发展迅速，疼痛医疗的门诊增长率高于全国医疗服务行业的整体门诊增长率。因此针对慢性疼痛的治疗，应运而生了一门新的医学学科：疼痛诊疗学，国内简称"疼痛科"。

疼痛最初的生物学意义是提示肌体进行自我保护、躲避伤害的警戒信号，但持续存在的慢性疼痛会给患者带来巨大的痛苦，严重影响患者的工作能力、生活质量。慢性疼痛已成为现代社会的沉重负担，疼痛诊疗服务有着巨大的社会需求。而在欧美国家，疼痛诊疗服务已是疼痛患者就医的第一选择。疼痛诊疗服务的能力是体现医院水平的重要标志。2007 年 7 月 16 日，卫生部签发了"关于《医疗机构诊疗科目名录》中增加'疼痛科'诊疗项目的通知文件"（卫医发［2007］227 号），确定在《医疗机构诊疗科目名录》（卫医发［1994］第 27 号文附件 1）中增加一级诊疗科目"疼痛科"，代码"27"。该决定的实施，促进了中国疼痛诊疗事业的发展，也使广大的慢性疼痛患者得到了良好的治疗，改善了生活质量和工作能力。

疼痛科以微创技术为核心，综合药物、康复、心理干预等多方面手段，根据慢性疼痛患者的特点，对病因和症状的治疗并重，以现代医学的"生物—心理—社会"医学模式的精神为指导，以"人"为本，避免了过去那种"病去人亡"的唯"生物学"模式，疼痛科也是真正能够体现医学人文关怀终极目标的学科。

（王博）